Thomas Hegemann / Cornelia Oestereich

Einführung in die interkulturelle systemische Beratung und Therapie

2009

Umschlaggestaltung: Goebel/Riemer
Satz: Verlagsservice Josef Hegele, Dossenheim
Printed in Germany
Druck und Bindung: Freiburger Graphische Betriebe, www.fgb.de

Erste Auflage, 2009
ISBN: 978-3-89670-677-5

Bibliografische Information Der Deutschen Nationalbibliothek
Die Deutsche Nationalbibliothek verzeichnet diese Publikation in der Deutschen Nationalbibliografie; detaillierte bibliografische Daten sind im Internet über http://dnb.ddb.de abrufbar.

Informationen zu unserem gesamten Programm, unseren Autoren und zum Verlag finden Sie unter: **www.carl-auer.de.**

Wenn Sie Interesse an unseren monatlichen Nachrichten aus der Häusserstraße haben, können Sie unter **http://www.carl-auer.de/newsletter** den Newsletter abonnieren.

Carl-Auer Verlag
Häusserstr. 14
69115 Heidelberg
Tel. 0 62 21-64 38 0
Fax 0 62 21-64 38 22
E-Mail: **info@carl-auer.de**

Inhalt

Einführung

Dieses Buch wendet sich an Berater, Therapeuten, Pädagogen, Sozialarbeiter, Lehrer, Mediatoren und alle anderen Professionellen, die im interkulturellen Bereich arbeiten.

Darunter verstehen wir eine Arbeit mit Menschen, die einen anderen kulturellen Hintergrund haben als der jeweilige Professionelle selber. Bei der Arbeit mit Menschen, die aus anderen Ländern stammen, ist die Verschiedenartigkeit des kulturellen Hintergrunds offensichtlich. Andere kulturelle Haltungen können aber auch relevant werden in der Arbeit mit Menschen aus ethnischen, kulturellen und religiösen Minderheiten und aus anderen sozialen Schichten und Klassen. Auch in der kollegialen Zusammenarbeit mit Menschen, die aus einer anderen kulturellen Gruppe stammen als wir selber oder die in einer anderen Berufs- oder Betriebskultur gelernt und gearbeitet haben, können kulturelle Unterschiede relevant werden.

Zu diesem Thema kultureller Verschiedenheit stellen wir in diesem Buch Modelle zur Verständigung und zur kooperationsfördernden Arbeit vor, mit denen kulturelle Unterschiede kreativ genutzt werden und kulturelle Barrieren gemeistert werden können.

Grundidee dieses Vorgehens, sozusagen unser Arbeitsprogramm, ist der systemische Ansatz. Wir halten ihn für die interkulturelle Arbeit für besonders geeignet, da er im Vergleich zu anderen Beratungsansätzen am meisten auf die Beobachtung und Veränderung zirkulärer Prozesse und Interaktionen angelegt ist, da er keine Ursachenanalyse betreibt, sondern nach Lösungen für die Zukunft sucht, da er auf die Beziehung zwischen Interaktionen und Kontexten achtet und da er die Aufmerksamkeit auf gemeinsam konstruierte Geschichten richtet. Dieser Ansatz versetzt uns am ehesten in die Lage, kulturellen Werten, seien sie uns auch noch so fremd, mit anteilnehmender Neugier zu begegnen. Für uns bietet dieser Zugang die beste Gewähr dafür, dass wir gute Kooperationsbeziehungen schaffen können. Auch koppelt sich der systemische Ansatz leicht an Konzepte der sozialen Anthropologie und strukturellen Ethnologie an, welche seit Jahrzehnten kulturelle Interaktionsmuster erforschen und erklären.

Die systemische Theorie und systemische Perspektive, das systemische Denken und die systemische Haltung passen nach unserer Erfahrung für unterschiedliche Beratungskontexte. Soziale Beratung, Psychotherapie oder Coaching sind Formen der Beratung in unterschiedlichen Kontexten, in denen auch unterschiedliche Feldkompetenzen erforderlich sind. In vielen psychosozialen Arbeitsfeldern geht es aber nicht nur um Beratung. In pädagogischen, psychiatrischen und sozialarbeiterischen Kontexten sind auch Aufgaben der Unterweisung, Anleitung oder auch Kontrolle zu erledigen.

Wir verstehen hier unter Beratung die professionelle Unterstützung von Menschen in Belastungssituationen der Art, dass sie mit ihren eigenen Potenzialen und Ressourcen in einem gegebenen Kontext ihre Handlungsmöglichkeiten erweitern können. Deshalb werden im Folgenden „Beratung“ und „Therapie“ sowohl synonym wie auch analog verwendet oder erklären sich durch den jeweiligen Kontext der Beschreibung.

Dieses Buch ist gedacht als eine Einführung in die interkulturelle Beratung – und zwar in dreierlei Hinsicht: Es soll eine Einführung sein für Professionelle, die schon viel im interkulturellen Bereich arbeiten und einen systemischen Ansatz hinzunehmen möchten; es soll eine Einführung für Systemiker sein, die sich mehr Kompetenzen in der interkulturellen Arbeit wünschen; und es soll aber auch eine Einführung für Neueinsteiger in beide Felder sein. Wir bitten daher um Verständnis dafür, dass für den einen oder andern Redundanzen vorkommen können.

Wir haben dieses Buch in drei Teile und neun Kapitel gegliedert. Im ersten Teil geht es ums Verstehen von kulturellen Unterschieden, im zweiten geht es um die Praxis der interkulturellen Beratung und im dritten um Organisation und einige Schlussfolgerungen.

Im ersten Kapitel stellen wir Verständnismodelle im Zusammenhang mit „Kultur“ vor. Im zweiten Kapitel führen wir mit einer Übersicht in den systemischen Ansatz ein. Im dritten Kapitel skizzieren wir die für die interkulturelle Arbeit so wichtigen Kontextdimensionen. Der zweite Teil des Buches, in dem es um die praktische Anwendung geht, beginnt mit dem vierten Kapitel, welches die Herstellung von Verständigung bei Sprachbarrieren behandelt. Dann wird im fünften Kapitel dargestellt, wie auf den Grundlagen der im ersten Teil beschriebenen Ansätze und Konzepte gute gemeinsame Bedeutungen von Problemen und Lösungen gefunden werden können. Das sechste Kapitel stellt Ihnen eine Methodenübersicht vor, und das siebte Kapitel bietet eine Darstellung anschaulicher Praxisbeispiele. Das achte Kapitel beschäftigt sich mit den Gestaltung kultursensibler Servicekontexte, und das neunte Kapitel zieht abschließend einige Schlussfolgerungen. Es ist sicher immer sinnvoll, wenn in einer Einrichtung einzelne Mitarbeiter interkulturelle Beratungskompetenzen erwerben. Nachhaltig können diese aber nur wirken, wenn ein ganzer Servicedienst eine entsprechende Arbeitskultur entwickelt. Dazu möchten wir abschließend einige Tipps geben.

Wir haben in diesem Einführungsbuch auf allzu viele Literaturhinweise verzichtet. Da aber in den letzten Jahren in deutscher Sprache eine sehr reichhaltige Literatur zur systemischen und interkulturellen Arbeit entstanden ist, haben wir für die Leser, die neugierig geworden sind, zu den hier angesprochenen Themenbereichen weiterführende Literatur zusammengestellt.

Die Beachtung von Gender ist eine Kernaufgabe interkultureller Arbeit. Andererseits – bedauerlicherweise – ist es gerade in der deutschen Sprache sehr mühsam, umständlich und leseunfreundlich, bei der Darstellung von Sachverhalten immer beide Geschlechter zu benennen. Deswegen haben wir uns – schweren Herzens – im Wesentlichen für die Verwendung der männlichen grammatischen Formen entschieden, bestehen aber auf dem Hinweis, dass wir *immer* beide Geschlechter meinen.

Wir haben in diesem Buch eine Reihe von Fallvignetten verwendet. Sie sind Kombinationen aus Versatzstücken verschiedener Erfahrungen, die wir mit einer Reihe unterschiedlicher Klienten und Familien gemacht haben. Alle Übereinstimmungen mit realen Personen sind rein zufällig.

Ein solches Buch hätten wir nie allein schreiben können. „Wir stehen auf den Schultern von Riesen“ ist eine in vielen Kulturen gebräuchliche Metapher. Wir sind unterschiedlich und daher selber von vielen und eben auch unterschiedlichen Einflüssen geprägt. Neben dem offensichtlichsten Unterschied zwischen uns, dem Geschlecht, waren für mich (T. H.) meine Kindheit und Jugend in einem katholischen rheinländischen Milieu prägend. Ich habe für längere Zeit in England, Ghana, Israel und Spanien gelebt und gearbeitet. Beruflich prägend waren Versorgungskrankenhäuser für Psychiatrie und für Kinder- und Jugendpsychiatrie und Projekte der Jugendhilfe.

Mich (C. O.) prägten meine Kindheit und Jugend in einer Kleinstadt im norddeutschen Flachland. Mit 15 ging ich als Austauschschülerin für ein Jahr in die USA und entdeckte, dass die Erdoberfläche nicht überall so flach ist wie in Norddeutschland. Ich tauchte ein in die fremde Jugendkultur, beobachtete ihre Regeln und wendete sie an. Noch heute pflege ich enge Kontakte zu dieser anderen Kultur, besonders gerne zu den Menschen, welche dort selbst eingewandert sind. Später arbeitete ich in der sozialpsychiatrischen Pflichtversorgung mit der Überzeugung, dass diese angemessene Behandlungsangebote für alle ihre Klienten entwickeln muss, statt zu vertreten, dass bestimmte Gruppen dort etwa auf Grund mangelnder Kulturkenntnis oder mangelnder sprachlicher Verständigung nicht behandelt werden könnten.

Wir sind beide Fachärzte für Psychiatrie, wir haben beide Kinder und haben in Familien gelebt, kennen beide aber auch Trennungen. Seit Jahren sind wir sowohl durch die interkulturelle Arbeit verbunden wie auch dadurch, dass wir im Vorstand der *Systemischen Gesellschaft* zusammengearbeitet haben. Ein wesentlicher Aspekt aber sind auch unsere Freundschaft und der dadurch mögliche Austausch.

Keine gute Kultur ohne Dank! Danken möchten wir denen, die uns mit ihren kreativen Gedanken bereichert haben. Dies sind vor allem Eia Asen, Jürgen Collatz, Alan Cooklin, Michael Fischer, Ben Furman, Goska Hausdorff, David Ivester, Britt Krause, Roland Littlewood, Ramazan Salman, Karin Schlanger, Ingrid und Ronald Vogt. Weiter möchten wir denen danken, die uns in der praktischen Zusammenarbeit angeregt haben. Das sind die Kolleginnen und Kollegen des *Bayerischen Zentrums für Transkulturelle Medizin*, des *Ethno-Medizinischen Zentrums* in Hannover, von *ISTOB* in München, des *Marlborough Familiy Service* in London, des *Niedersächsischen Instituts für Systemische Therapie und Beratung* und des *Niedersächsischen Landeskrankenhauses* Wunstorf (jetzt *KRH Psychiatrie Wunstorf*). Dazu gehören auch die vielen Patienten, Klienten und Familien, die in den Beratungen die für uns wichtigsten Lehrmeister waren und sind. Last, but not least möchten wir unseren Familien danken, die die Toleranz aufgebracht und uns die Zeit gegeben haben, damit wir dieses Buch überhaupt schreiben konnten.

Teil I: Grundlagen

1. Kultur

Kultur ist in!

Kultur, Multikulturalität, Kulturkonflikte ... sind Begriffe, die die öffentliche Diskussion bestimmen. Wir alle sehen uns als kultivierte Menschen. Deutschland hat auch die Begriffsvielfalt zur Kultur um die Einmaligkeit des *Kulturbeutels* erweitert – dies ein Utensil, welches andere Völker eher mit Toilette oder Hygiene in Verbindung bringen. Bachs *Kunst der Fuge*, Goethes *Faust*, die Architektur der Dome und Burgen am Rhein gelten als Glanzpunkte unserer Kultur. Die politischen Kontroversen um eine *Leitkultur* zeigen höchst unterschiedliche gesellschaftliche Bewertungen der kulturellen Dimensionen unseres Zusammenlebens. Diese Spotlights zeigen, dass die Begrifflichkeit im Zusammenhang mit Kultur variabel und vielfältig ist und damit schwer zu fassen. Schon zur Wende zum vergangenen Jahrhundert, als der Kolonialismus in höchster Blüte stand, gab es ethnologischen Übersichtsarbeiten zufolge mehr als 100 Definitionen von Kultur. Wie wir aus den systemischen Ansätzen, die im nachfolgenden Kapitel dargestellt werden, lernen, lehrt uns diese Vielfalt von Ideen mehr über die Autoren und ihr Weltbild als über Kultur selber.

Aber ohne eine Begrifflichkeit im Bereich Kultur scheinen wir auch nicht auszukommen. Denn wenn wir von Kultur und Kulturellem sprechen, sollten wir uns selber klar darüber sein, was wir damit meinen. Theorien und Konzepte sind kein Selbstzweck. Brauchbare Theorien sollten Komplexität reduzieren; sie sollen anregen, sie sollen Praxis rekonstruierbar machen, Reflexionsangebote liefern und Kommunikationsmöglichkeiten eröffnen. Um all diesem gerecht zu werden, möchten wir als Systemiker ein Kulturkonzept vorstellen, welches wir von der amerikanischen Familientherapeutin Celia Falicov übernommen haben:

„Kultur ist ein für uns alle geltender Hintergrund von etablierten und über Generationen überlieferten Sichtweisen, Werten, Ansichten und Haltungen, welche einerseits unser ganzes Denken, Fühlen und Handeln beeinflussen, die wir andererseits aber in individueller wie auch kollektiver Weise übernehmen, modifizieren und weiterentwickeln, und zwar in Abhängigkeit von unserer Teilhabe an unterschiedlichen Kontexten."

Dieses Konzept teilt mit vielen anderen die Einschätzung, dass alles, was Menschen tun – alleine oder gemeinsam mit anderen – in einem kulturellen Ausdruck geschieht. Am deutlichsten wird das bei den Aktivitäten, die wir als Menschen tun *(müssen!)*, um unsere biologische Existenz am Laufen zu halten; es handelt sich dabei um Bereiche wie Essen, Sauberkeit, Geburt, Sex, Sterben etc. Alle damit verbundenen Aktivitäten werden nach einem kulturell vorgegebenen Muster mit mehr oder weniger geringen Varianzbreiten vollzogen und sind in einen sozialen Rahmen eingebunden, in dem auch die anderen Menschen derselben Kultur sich mehrheitlich berechenbar verhalten. Ein Verhalten außerhalb von Kultur ist demnach gar nicht vorstellbar und findet auch nicht statt. Ein Bruch mit den kulturellen Vorgaben wird als Störung und Irritation erlebt.

Betrachten wir von den oben genannten Dimensionen des Lebens die des Essens. Darüber lässt sich leichter reden als über Sex oder Sterben – für die aber Gleiches gilt. Beim vergleichenden Blick auf die Küchen unserer beiden Großmütter oder die unserer Mütter und die unserer Partner fallen mehr oder weniger deutliche Unterschiede auf. Essen kann sich kulturell unterscheiden, je nachdem:

- ... was als essbar gilt – Schweinefleisch, Froschschenkel, Innereien?
- ... was zu welcher Zeit gegessen wird – Wurst, saurer Hering oder Kuchen zum Frühstück, freitags Fisch oder Fasten zur Fastenzeit?
- ... wie das Essen zubereitet wird – gekocht, gebraten, gegrillt, koscher oder halal?

- ... wie regelmäßig die Speisefolgen wiederkehren – samstags immer Eintopf, nur im Sommer Salat?
- ... wer das Essen zubereitet – Frauen immer und Männer nur bestimmte Speisen zu bestimmten Zeiten?
- ... wer mit wem gemeinsam isst – morgens holt sich jeder sein Essen, wann er will, kleine Kinder essen im Voraus, Frauen essen zusammen?
- ... wer was isst – Männer, Kinder oder Gäste die besten Stücke?
- ... in welche Riten das Essen eingebunden wird – gebetet wird nur bei warmem Essen, Weihnachten wird das gute Geschirr hervorgeholt, beim Essen wird nicht gesprochen oder getrunken?

Kulturen weisen schon in diesen einfachen Abläufen ebenso Unterschiede wie auch Ähnlichkeiten auf. Erst recht gilt dies für komplexere soziale Abläufe, wie beispielsweise für Erziehung, Beratung oder Therapie. Das oben genannte Konzept von Kultur halten wir für besonders geeignet, da es über andere Kulturdefinitionen hinaus zwei – aus systemischer Perspektive besonders wichtige – Aspekte einbezieht:

- Kultur ist dynamisch
- Kultur ist kontextabhängig.

Dynamik von Kultur

Ethnologen haben diese Dynamik von Kultur in drei verschiedenen Dimensionen beschrieben: einer generativen, einer interaktiven und einer konstitutiven Dimension von Kultur.

- Die *generative* Dimension von Kultur umfasst all das, was mit dem Wahrnehmen und Erlernen von Handeln in den verschiedenen Lebensaltern zu tun hat – also das, was in der *Sozialisation* geschieht. Dazu gehören alles bewusste und unbewusste Wissen darüber, *wie man was macht*, z. B. die Bereiche Sprachen, Berufe oder spezielle Fertigkeiten ebenso wie das Lernen von *Lernen* (Bateson 1973). Ganz praktische Bereiche betreffen beispielsweise das Wissen darüber und das Lernen dessen, wie man Essen zubereitet und zu sich nimmt. Im Bereich von Beratung und Therapie können dies Haltungen einer mehr oder weniger ausgeprägten paternalistischen Fürsorge oder eher die einer Förderung von Selbsthilfe oder Autonomie sein. Das jeweils vorgegebene praktische Handeln wird von Pierre Bourdieu auch als *Habitus* bezeichnet. Wir alle werden in diese Dimension von Kultur hineinsozialisiert. Die Abläufe erleben wir als selbstverständlich; Abweichungen als unpassend bis unangenehm.

Die Leitidee hierzu ist: Wie wird etwas gemacht?

Als junger Arzt habe ich (T. H.) in Ghana gearbeitet. Ich habe drei Wochen gebraucht, um es zuzulassen, dass andere Männer in der Öffentlichkeit nach meiner Hand greifen durften, ohne sie reflexhaft zurückzuziehen. In meiner Kultur bin ich dahin gehend sozialisiert worden, dass erwachsene Männer *das nicht machen.* In großen Teilen Afrikas werden Männer so sozialisiert, dass diese Geste Freundschaft und Respekt ausdrückt.

- Die *interaktive* Dimension von Kultur betrifft die Veränderung der generierten habituellen Muster im sozialen Erleben. Hier bilden konkrete Erfahrungen das Bindeglied zwischen der individuell-subjektiven und der sozialen Welt. Auf welche Weise Individuen habituelle Muster reproduzieren oder modifizieren, hängt ebenso von ihrer Erfahrung wie dem Grad ihrer Bewusstheit ab. Auch wenn große Bereiche des Handelns und Interagierens nicht bewusst erlebt werden, verfügt der Einzelne über die Fähigkeit, sich zumindest einen Teil des eigenen Verhaltens und der Interaktion zu vergegenwärtigen und so eigenes Handeln zu reflektieren und kritisch zu überprüfen. Kontexte verändern sich. Neue Menschen mit anderen kulturellen Mustern treten in unser Leben. Wir erleben im Kontakt mit ihnen manche kulturellen Haltungen als passend und pflegen sie weiter. Andere erleben wir als nicht mehr passend. Wieder andere können aus Gründen einer sich verändernden Umwelt nicht mehr gelebt werden. In Relation zu diesen persönlichen Erfahrungen stimmen wir unser eigenes Verhalten ab und modifizieren unser Verhalten.

Die Leitidee ist: Unter welchen Bedingungen wird etwas anders gemacht als bisher?

Die Mehrzahl arabischer Mädchen in Deutschland wissen sehr wohl zu unterscheiden, welchen Männern sie die Hand zur Begrüßung geben sollten und welchen nicht. Bei älteren Herren aus der Herkunftskultur eher nicht, bei Männern aus der Mehrheitskultur eher schon.

- Die *konstitutive* Dimension von Kultur betrifft den Wandel habitueller kultureller Muster im Laufe der Zeit. Jeder Einzelne formt durch sein Handeln zeitgenössische Vorstellungen zu der Art, wie man etwas macht, mit. Für einen derartigen Kulturwandel in vielen gesellschaftlichen Beziehungen ließen sich zahlreiche Beispiele aus den unterschiedlichen Bereichen des Lebens finden: die Gestaltung von Paarbeziehungen und der Umgang mit Hierarchien oder die Bedeutung von Disziplin und Anpassung auf der einen und der von Individualität und Kreativität auf der anderen Seite. Kulturwandel ergibt sich dann, wenn neue Muster im Laufe der Zeit von immer mehr Menschen reproduziert werden.

Vor zwei Generationen noch wurde das Zusammenleben unverheirateter Paare in westeuropäischen Gesellschaften als kulturell unpassend mit dem Begriff der *wilden Ehe* abqualifiziert. Heute gilt diese Art des Paarlebens bei den 20- bis 30-Jährigen als Standard.

Im Grunde genommen, sind generative, interaktive und konstitutive Dimensionen von Kultur allen sozialen Alltagsprozessen immanent. Dennoch scheint uns eine inhaltliche Unterscheidung der drei Elemente sinnvoll, da sie verdeutlicht, dass Kultur kein festumrissenes Gebilde ist, sondern ein komplexer, dynamischer Prozess, der in ständigem Wandel begriffen ist.

Demnach ist *türkisch* nicht gleich *türkisch*, *katholisch* ist ebenso wenig homogen wie *islamisch*, und Begriffe wie *bayerisch*, *friesisch* und *schweizerisch* einerseits oder *Berater*, *Therapeut* und *Sozialpädagoge* andererseits unterliegen einer ständigen Neudefinition – wie alle anderen Zuschreibungen oder Selbstbeschreibungen auch.

Kultur und Kontexte

Als Erklärung für die unterschiedlichen und dynamischen Ausdrucksformen von Kultur bietet die beschriebene Kulturdefinition die Teilhabe unterschiedlicher Individuen und Kollektive an verschiedenen Kontexten an. Diese Kontexte und Lebenszusammenhänge können zum Beispiel ein städtischer oder ländlicher Lebensraum, eine fruchtbare oder lebensabweisende Landschaft sein, eine stark normierende oder liberale Gesellschaft, wirtschaftlicher und gesellschaftlicher Status, Familienorganisation, Sprache, Religion, Erziehung und Ausbildung. Neben diesen eher harten Kontextbedingungen prägen auch weiche Fakten wie Bewertungen von Alter, Geschlecht, Hautfarbe, politischer Ausrichtung oder sexueller Orientierung kulturelle Entwicklungen, und nicht zuletzt eben auch Migration und Akkulturation. Hier gilt aus der beschriebenen systemischen Perspektive, dass es weniger die objektivierbaren Zustände sind, die das Leben der Menschen prägen, als vielmehr die Geschichten oder Narrative, die darüber zirkulieren und von Generation zu Generation weitergegeben werden.

> Der nachwachsenden Generation bestmöglichen Zugang zu Bildung zu vermitteln kann kommuniziert werden als hohes kulturelles Ideal, von dem die ganze Familie profitiert – wie in vielen asiatischen, jüdischen oder protestantischen Familien. Höhere Bildung kann ebenso als Risiko vermittelt werden, da der damit verbundene gesellschaftliche Aufstieg den Familienzusammenhalt untergraben kann – wie bei vielen ländlich geprägten Migrantenfamilien oder bei Roma-Familien.

Konsequenterweise folgt aus dieser Herangehensweise die Vorstellung, dass die Komplexität von Kultur nur verstanden werden kann, wenn die relevanten sozialen und ökonomischen Kontexte berücksichtigt und die dynamische Entwicklung kultureller Einheiten beachtet werden. Denn anders als homogene Gruppen, wie sie aus einer ethnologisch orientierten Perspektive üblicherweise beschrieben werden, sind Gruppen oder einzelne Menschen in Großstädten, die sich durch Teilhabe an multiplen Kontexten auszeichnen, viel unterschiedlicher, veränderlicher und unvorhersehbarer.

> Eine kurdische Frau kann eine traditionelle Frauenrolle leben, die die strikte Unterordnung unter männliche Familienmitglieder erfordert und den Lebenssinn in den Kindern sieht; sie kann sich mit der kemalistischen Staatsidee der modernen Türkei identifizieren und sich für die wirtschaftliche oder wissenschaftliche Entwicklung dieses Landes einsetzen; sie kann mit beiden Lebenskonzepten gebrochen haben und ein „typisch westliches", an persönlicher Autonomie ausgerichtetes Lebenskonzept haben. Dies kann mit heftigen Konflikten mit der Herkunftsfamilie oder in einem abgestimmten Dialog mit ihr verwirklicht werden. Alle diese Formen sind denkbar, aber auch Mischformen oder auch ganz andere Konzepte.

Um diese speziellen Ausprägungen einzelner kultureller Muster verstehen zu können, ist es demnach erforderlich, sich hinsichtlich der Kontexte kundig zu machen, in denen Menschen gelebt haben und leben. Die bedeutsamsten sind:

- Die individuellen Kontexte, die prägend für Einzelne und ihre Lebensgeschichte waren und sind: Es macht einen Unterschied, ob jemand behütet aufgewachsen ist oder Traumen ausgesetzt war, ob Wohlstand geherrscht hat oder Mangel, ob ein Kind eingebettet in eine Großfamilie und Gemeinschaft war oder isoliert, ob Bildung hoch oder niedrig bewertet wurde, ob jemand örtlich verwurzelt oder migriert ist.
- Die familiären Kontexte, die prägend für die Einbettung in eine Gemeinschaft sind und waren: Es macht einen Unterschied, ob jemand als Frau oder Mann aufgewachsen ist, ob Individualität gefördert wurde oder Eingliederung in eine Gemeinschaft, ob die Familie öffentlich Wertschätzung erfahren hat oder Ablehnung, ob Zuversicht auf eine gute Zukunft oder Sorge über sozialen Absturz das Familienklima bestimmte.
- Die gesellschaftlichen, historischen und politischen Kontexte, die prägend sind für die Zugehörigkeit zu einer ethnisch-kulturellen Gemeinschaft. Es macht einen Unterschied, ob die eigene Gemeinschaft geachtet oder diskriminiert wird, ob sie auf eine glorreiche Geschichte zurückschaut oder auf Niederlagen oder Verbrechen, ob sie sich als Gleiche unter Gleichen erlebt oder als etwas Besonderes.

Alle diese Kontexte sind nicht fix. Sie machen sich einerseits an beobachtbaren Geschehnissen fest. Andererseits unterliegen sie Einschätzungen, die von den unterschiedlichen Mitgliedern einer ethnisch-kulturellen Gruppe ganz verschieden gesehen werden können. Traumatische Ereignisse können als Niederlage gesehen werden oder Anlass zu Stolz sein, eine schwere Situation gemeinsam gemeistert zu haben. Ein Beispiel im *deutschen* Kulturraum wäre die Einschätzung des Kriegsendes als *Zusammenbruch* oder als *Befreiung*.

Kultur und Sprache

Obgleich ein großer Teil dieser generativen, interaktiven und konstitutiven Prozesse von Kultur mittels Sprache stattfindet, ist Sprache nicht gleichbedeutend mit Kultur. Unterschiedliche Kulturen können sich derselben Sprache bedienen, oder in Gesellschaften mit ähnlicher kultureller Ausrichtung können verschiedene Sprachen gesprochen werden. Auch ist es möglich, eine neue Sprache nahezu perfekt zu erlernen.

- In der Schweiz gibt es unterschiedliche Sprachgruppen, die aber alle für sich in Anspruch nehmen, eher Teil der Schweizer Kultur zu sein als einer anderen.
- In den USA (und anderen Einwanderernationen) gibt es Minoritätengruppen, die die kulturelle Zugehörigkeit zu ihren Heimatländern pflegen, ohne deren Sprache noch zu beherrschen, und gleichzeitig sich der Kultur ihrer neuen Heimat zugehörig fühlen).
- In Deutschland gibt es eine große Zahl von türkischstämmigen jungen Menschen, die hier aufgewachsen sind und die deutsche Sprache wesentlich besser beherrschen als die türkische, die sich selber als Türken sehen und auch von ihrer Umgebung so gesehen werden.
- Ein großer Teil der Angehörigen der russlanddeutschen Minorität in Deutschland wurde in der Sowjetunion als Deutsche angesehen und wird jetzt hier als Russen bezeichnet. Beides hängt dann von der Sprachbeherrschung ab.

Sprache ist ein Element von Kultur und wird oftmals als zentrales Agens der Weiterentwicklung einer Kultur aufgefasst, für dessen Erhalt sich zu kämpfen lohnt. Daraus folgt aber nicht, dass Sprache mit Kultur identisch ist, genauso wenig wie Wörter nicht mit ihrer jeweiligen Bedeutung gleichgesetzt werden können. Bedeutung hängt davon ab, wer mit wem spricht, in welchem Kontext, und ebenso von den sozialen Prozessen, die in die Bedeutung einfließen. Wir verallgemeinern Bedeutung – wie zum Beispiel, wenn wir in einem Wörterbuch nachschlagen –, es handelt sich stets um eine Abstraktion, da die Bedeutung von Wörtern in verschiedenen Situationen für verschiedene Personen stark variieren kann. Aus einem einzelnen Wort können wir nicht exakt ableiten, was ein Individuum ausdrücken will, ohne die Bedeutung zu überprüfen. Psychologische und psychiatrische Professionelle müssen daher ihre Aufmerksamkeit auf Erfahrungen richten – den Ausgangspunkt für jede Erkenntnis über zwischenmenschliche Beziehungen und Kommunikation.

> Der aktuell in der politischen Debatte verwendete Begriff „Migranten“ wird durchweg mit einem ethnischen und kulturellen Vorbehalt benutzt. Personen, die keine Migranten sind, werden mit einbezogen – wie die Kinder aus ethnisch oder kulturell als fremd erlebten Gruppen, selbst wenn sie hier geboren und nie migriert sind. Der noch korrekter benutzte Begriff „Menschen mit Migrationshintergrund“ wird dagegen nicht auf Nachfahren der deutschstämmigen Flüchtlinge aus Schlesien, Pommern oder Tschechien angewandt, wenn diese als kulturell oder sprachlich *so wie wir* erlebt werden, auch wenn ihr Leben durch höchst traumatische Migrationsprozesse geprägt war. Für die Nachfahren der Spätaussiedler aus Russland und Polen wird der Begriff jedoch schon eher verwendet, da viele von ihnen die deutsche Sprache nicht gut sprechen. Die Migranten aus den deutschsprachigen Minoritätengebieten in Rumänien, Siebenbürgen oder dem Banat genossen ja als einzige im Ostblockgebiet einen anerkannten Minoritätenschutz und sprechen die deutsche Sprache gut. Diese erleben wir dann schon wieder weniger als Migranten.

Ethnizität

Kulturelle Erfahrung von Menschen drückt sich zunehmend durch Ethnizität oder ethnische Identifikation aus. Ethnizität ist eine Unterscheidungskategorie, die auf Ähnlichkeiten und Unterschiede hinweist. Der bedeutendste und interessanteste Aspekt ethnischer Gruppen ist nicht so sehr die Frage, wie es zu ihrem Zusammenhalt kommt, sondern ihre Relation zu bzw. Abgrenzung von anderen Gruppen. Ethnizität drückt daher eine Relation aus zwischen den Angehörigen einer Ethnie und den Außenstehenden – eine sich je nach den allgemeinen gesellschaftlichen Tendenzen verändernde Relation. Ethnizität ist daher Ausdruck einer politischen Relation.

Ethnische Zugehörigkeit lässt sich ebenso als eine von außen herangetragene Kategorisierung oder Stigmatisierung definieren. Dies wird z. B. an Klassifizierungen im Zusammenhang mit Volkszählungen deutlich, wenn wie beispielsweise in Großbritannien nach der *Ethnicity* gefragt wird. Der Fragebogen enthält keine offene Formulierung wie z. B.: „Wie sehen Sie sich selbst?", sondern es wird eine Liste von Kategorien wie „schwarz", „asiatisch" und „Sonstige" vorgelegt, aus denen die Befragten auswählen sollen. Ähnliche Abgrenzungen werden in vielen Ländern von sozialen und gesundheitlichen Diensten benutzt, teils offiziell, teils informell. Dies zeigt, dass die Definition einer Gruppe nicht nur über Selbstdefinition erfolgt, sondern auch aus der Perspektive Außenstehender, die nicht dieser „Kategorie" zugehören.

Ethnizität kann jedoch genauso aus der Perspektive der Angehörigen einer Gruppe selbst hervorgebracht werden, die nach eigener Auffassung eine gemeinsame Identität haben, die durch Kennzeichen wie Sprache, Religion, eine gemeinsame Tradition, gemeinsame Vorfahren oder generell eine (wie auch immer definierte) gemeinsame Kultur bestimmt ist. Wenn man eine der betreffenden Personen fragte, würde diese wohl ohne Zögern sagen: „Ich sehe mich als dies oder jenes."

Sind *Südtiroler* Deutsche, Österreicher oder Italiener?
Sind *Kurden* Türken oder nicht?
Sind *Bosnier* eine Ethnie?
Sind *Flamen* Belgier, Niederländer oder eine eigene Ethnie?

So ist jedem Ethnizität zuzuschreiben, so verfügt jeder über einen kulturellen Hintergrund, aber nicht jeder vermag eine eigene Ethnizität zu identifizieren, wenn auch die meisten Menschen imstande sind, Angaben zu ihrer Identität zu machen. Es ist zwar ein Unterschied, ob Ethnizität auf Selbstdefinition basiert oder auf gesellschaftlicher Kategorisierung, aber beide Prozesse bedingen sich. Menschen mögen sich dagegen verwahren, von der Staatsbürokratie kategorisiert zu werden, auch wenn sie überzeugt sind, einer bestimmten ethnischen Gruppe anzugehören. Umgekehrt können Gruppen ihre Ethnizität betonen, da bestimmte Ressourcen nur ethnischen Minderheiten vorbehalten sind.

Professionelle in psychosozialen Servicediensten erleben zunehmend die selbstdefinitorische Dimension von Ethnizität und erkennen, dass Ethnizität sich mit dem sich verändernden politischen Kontext, in dem die Menschen leben, wandelt. Genauso wirkt sich ein veränderter Kontext auf die Erscheinungsformen von Kultur und Sprache aus, was nicht heißen soll, dass Kultur, Sprache und Ethnizität deckungsgleich sind oder ein und dasselbe Phänomen beschreiben. Wie bereits erwähnt, sind Sprache und Ethnizität verschiedene Aspekte von Kultur. Wer diese vermischt, verfällt leicht in Stereotypien und wird blind für die Komplexität des sozialen Lebens und individueller Erfahrung.

> Hier gilt es zu fragen, welche Konsequenzen es beispielsweise hat, soziale Dienste getrennt nach Sprache oder Ethnizität zu organisieren. So wichtig eine gute sprachliche Verständigung auch sein mag, so sehr sollte darüber nicht vernachlässigt werden, klinische Kompetenzen dafür zu entwickeln und zu fördern, bewusste wie unbewusste generative und interaktive kulturelle Prozesse und Muster zu erkennen. Diese Kompetenzen haben zunächst einmal nichts damit zu tun, ob man eine bestimmte Sprache beherrscht. Darüber hinaus sollte die Sorge über ethnische Passung in sozialen Diensten nicht das Bedürfnis nach Selbstdefinition und die zentrale Rolle einer selbstbestimmten Identität in Therapie und Psychiatrie verkennen. Ethnisch passende Dienste haben weitreichende politische und soziale Konsequenzen. Beispiele dafür sind die einseitige Zuteilung von Mitteln, die dann anderen Diensten fehlen, oder eine Tendenz, manchmal auch nur der Verdacht, Ungleichheit

zu fördern statt abzubauen. Leicht kann das dann langfristig zu einer Ghettoisierung von Fachwissen und Dienstleistungen führen, so dass Professionelle aus dominanten ethnischen Gruppen nicht darauf angewiesen sind, ihr Denken oder ihre Praxis zu ändern. Dies fördert wiederum Abgrenzungsbestrebungen und dient nicht der Integration.

Als Professionelle können wir nur durch Akzeptanz von Heterogenität und Bedeutungsvielfalt darauf hoffen, sowohl als Individuen wie auch als Repräsentanten einer Gesellschaft, einer Gruppe oder einer Kultur eine Beziehung zu Klienten herzustellen, deren Hintergrund sich von dem unseren unterscheidet. Dies ist nicht nur wichtig für Praktiker, die mit Patienten arbeiten, sondern auch für Manager und Verwaltungen, deren Aufgabe es ist, kultursensible Servicedienste zu organisieren.

2. Systeme

Nachdem wir über Kultur und ihre verschiedenen Dimensionen nachgedacht haben, gilt es jetzt zu überlegen, was es bedeutet, wenn Menschen, die sich in unterschiedlichen Kulturen beheimatet fühlen, einander begegnen. Es treffen unterschiedliche Perspektiven auf die Welt, unterschiedliche Erklärungen dessen, „was die Welt im Innersten zusammenhält", unterschiedliche Moralvorstellungen, ethische Prinzipien, unterschiedliche Ideen von Paar- und Familienleben aufeinander. In interkulturellen Begegnungen rechnen wir mit solchen Unterschieden. Sie bestehen allerdings genauso, wenn Personen aus der gleichen Kultur einander begegnen. Hier werden sie nur weniger bemerkt, als weniger bedeutsam wahrgenommen und deshalb weniger hinterfragt. Systemische Ansätze richten sich in Theorie und Praxis auf *Unterschiede, die Unterschiede* machen – zwischen Individuen, zwischen Familien und sozialen Gruppen, zwischen Angehörigen unterschiedlicher Ethnien. Deshalb hat sich für uns das systemische Denken als besonders geeignet und nützlich dafür erwiesen, eine Perspektive respektvoller oder *anteilnehmender Neugier* einzunehmen, wenn wir in interkulturellen Beratungs- und Therapiekontexten Menschen aus einer anderen Kultur begegnen. Dieser Ansatz regt uns an, eine eher fragende Haltung einzunehmen.

Wieso systemisches Denken?

Eine Frau mag viele Erkenntnisse über ihre derzeitige Lebenssituation während einer Kur gewinnen, sie mag viele Vorsätze gefasst haben in Bezug darauf, was sie in ihrem Leben ändern möchte. Wenn es nicht gelingt, die Familienangehörigen mit ins Boot zu holen, ist die Umsetzung der Entscheidungen erschwert oder unmöglich.

Ein psychotischer Patient hat sich während einer psychiatrischen stationären Behandlung so gut entwickelt, dass er ohne Symptome nach Hause entlassen wird. Dort aber sind binnen Kurzem die Beschwerden wieder zu beobachten, und es heißt von Seiten der Familie, die Behandlung habe „nichts gebracht".

> In einer Erziehungsberatungsstelle wird schnell deutlich, dass eine psychotherapeutische Behandlung eines Kindes allein nicht erfolgversprechend erscheint, sondern dass die Eltern Konflikte miteinander haben, welche geklärt werden müssten, bevor das Kind sein Verhalten ändern wird, welches es vor dem Streit der Eltern schützt.

Aus Erfahrungen dieser Art wurden Beratungsansätze entwickelt, welche sich nicht nur mit dem Individuum beschäftigen, sondern mit Personen in Beziehung zu ihrer Umwelt.

Was also ist ein System? Wie organisiert es sich? Wie können wir Systeme beschreiben? Wie unterscheiden wir ein System von einem anderen? In einer Einführung in interkulturelle systemische Beratung und Therapie scheint es evident zu sein, dass wir von Menschen und ihrer sozialen Zugehörigkeit zu ihren Familien, zu Gruppen, zu Gemeinschaften, zu ihrer Nation und zu ihrer Kultur ausgehen, wenn wir über Systeme sprechen.

Wie in der Einführung dargestellt, benutzen wir hier die Begriffe „Therapie" und „Beratung" nicht trennscharf und verwenden die Formulierungen unserer Referenzautoren. Günter Schiepek definiert systemische Therapie und Beratung besonders anschaulich und prägnant:

„Systemisches Vorgehen erfordert: Grundhaltungen, Formen der Beziehungsgestaltung, praktische Methoden und Möglichkeiten der Gestaltung des therapeutischen Settings sowie des Behandlungsumfelds, um leiderzeugende, vom Patienten oder von relevanten Bezugspersonen als veränderungsbedürftig bezeichnete, meist stabilisierte Muster des Erlebens, Verhaltens und der Beziehungsgestaltung zu verändern oder aufzulösen und die Entstehung anderer, erwünschter Muster zu ermöglichen und zu fördern."

Die systemische Theorie hat viele Wurzeln, viele geistige Väter und Mütter aus den unterschiedlichsten wissenschaftlichen und therapeutischen Kulturen. Im Folgenden möchten wir Schiepek zitieren:

> Systemische Therapie definiert sich somit nicht als Anwendung einer bestimmten traditionellen akademischen Disziplin, sondern misst der interdisziplinären Kooperation in Praxis, Forschung und Ausbildung großes Gewicht bei.

„Systemische Therapie kann definiert werden als Intervention in komplexe menschliche Systeme (sowohl psychische wie interpersonale Systeme) mit dem Ziel, Leiden zu lindern bzw. zu beseitigen. Hierfür werden Bedingungen realisiert, die es den Patienten unter Berücksichtigung ihrer Anliegen und Möglichkeiten erlauben, leiderzeugende Prozesse zu überwinden. Im Sinne moderner Systemtheorien kann man systemische Therapie als Schaffen von Bedingungen für die Möglichkeit selbstorganisierter Ordnungsübergänge in komplexen biopsychosozialen Systemen unter professionellen Bedingungen definieren."

Neu und anders als in individuenzentrierten Beratungsansätzen ist hier der Anspruch, auch das Umfeld eines Menschen, seine soziale Umwelt, mit zubetrachten und mit zubehandeln. „Die systemische Therapie hat dabei insbesondere für das wechselseitige Konstituierungsverhältnis von intrapsychischen und sozialen oder kommunikativen Prozessen theoretische Modelle und praktische Konzepte entwickelt."

Was immer ein Partner in einer Beziehung tut, wirkt auf ihn zurück, indem andere Interaktionspartner darauf reagieren. Eine Ehefrau wirft ihrem Mann vor, dass er zu viel trinke. Daraufhin verteidigt er sich, er trinke nur deshalb so viel, weil sie ständig mit ihm streite. Darauf sie: „Ich streite doch nur mit dir, weil du so viel trinkst." – Gemäß den Erkenntnissen über die gegenseitige Bedingtheit des Verhaltens könnte die beraterische Frage an die Frau sein: „Angenommen, Sie wollten erreichen, dass Ihr Mann noch mehr trinkt als bisher, müssten Sie mehr oder eher weniger mit ihm streiten?" – Und der Berater könnte den Ehemann fragen: „Angenommen, Sie wollten erreichen, dass Ihre Frau noch streitbarer wird, wie könnten Sie das schaffen? Noch häufiger betrunken sein? Sie überraschen durch Abstinenz?"

Schiepek betont weiter, dass systemische Therapie eine „professionelle Gestaltung therapeutischer Kontexte einschließlich der Kooperationsstrukturen zwischen Patienten, Angehörigen und/oder relevanten Bezugspersonen sowie den beteiligten Behandlern" voraussetze.

Berater und Beraterinnen sollten also ihre Aufmerksamkeit auf die Gestaltung kooperativer Beziehungen zu den Klienten und ihrem sozialen System richten, um damit einen emotional sicheren Rahmen zu geben, in welchem Veränderungen angestoßen und ausprobiert werden können. Der systemische Beratungsansatz hat sich gleichzeitig in Kooperation von Wissenschaftlern und Praktikern, die kommunikationswissenschaftliche, familientherapeutische und systemtheoretische Konzepte erarbeitet haben, an verschiedenen Orten der Welt entwickelt. Die Kommunikationswissenschaften, die Philosophie des radikalen Konstruktivismus, strukturelle und strategische Therapien, lösungs- und ressourcenorientierte Kurzzeittherapieformen, konstruktionistische und narrative Ansätze, die Mailänder systemische Familientherapie und die Mehrgenerationenfamilientherapie, das Konzept der Salutogenese und die biopsychosoziale Tradition und viele andere mehr haben alle in einem lebhaften wissenschaftlichen und praktischen Diskurs zur Entwicklung systemischer Beratungskonzepte beigetragen.

Hier möchten wir in kurzer Form die theoretischen Grundlagen systemischer Beratungsansätze darstellen.

1. Das systemische Konzept geht vom Menschen als biopsychosozialem System aus. Es betrachtet den Menschen im Kontext seiner Beziehungen. Dieses soziale Netzwerk umfasst nicht nur die Beziehungen innerhalb von Partnerschaft, Familie, Freunden, sondern betrachtet auch die Umwelt des Systems mit ihren natürlichen, sozioökonomischen und kulturellen Bedingungen, zu denen auch der Migrationskontext gehört.

Wenn wir es als Berater mit einer Familie aus einer fremden Kultur zu tun haben, erleben wir, dass uns die biologischen Prozesse vertraut sind, auch wenn die Menschen äußerlich anders sind. Menschen ernähren sich, sie schlafen regelmäßig, sie leben ihre Sexualität und pflanzen sich fort. Wie wir schon in unsern Ausführungen über Kultur diskutiert haben, ist die Art, wie sie das tun, kulturabhängig.

Alle Menschen haben Hunger und müssen essen. In einer muslimischen Familie hat vielleicht das erfolgreiche Einhalten der Fastenvorschriften eine besondere Bedeutung, was die Bindung an die Religion deutlich werden lässt. Die Tatsache, dass nur gesunde

Menschen sich am Fasten beteiligen, lässt eine Aussage darüber zu, ob jemand sich stark und gesund fühlt. Schambesetzte Krankheiten können es aber besonders wichtig machen, am Fasten teilzunehmen, um einer negativen sozialen Bewertung zu entgehen. Auch biologische Entwicklungsprozesse wie das Erreichen der Geschlechtsreife, die regelmäßigen Monatsblutungen und Schwangerschaft erleben Frauen überall auf der Welt. Aber die Art dieses Erlebens ist kulturabhängig. In einigen Gesellschaften zeigt die Menarche die Heiratsfähigkeit an, in anderen bedeutet die Monatsblutung Unreinheit, verbunden mit dem Appell, sich regelmäßig aus der Gemeinschaft zurückzuziehen. Erst nach einem Reinigungsritual ist die Rückkehr in die Gemeinschaft wieder möglich. In den westlichen Industrienationen hingegen herrscht ein kultureller Druck, körperliche und soziale Einschränkungen durch die Monatsblutungen zu negieren. Frauen betätigen sich weiter sportlich, sie gehen ihrer Arbeit nach und ihrem Liebesleben. Beschwerden werden als dysfunktional angesehen und medikamentös oder mit Hygieneartikeln behandelt, damit sie so wenig wie möglich spürbar sind.

Schwangerschaften, wenn sie innerhalb des kulturell akzeptierten Rahmens von Ehe und Familie erfolgen, werden ganz unterschiedlich erlebt und kulturell eingebettet.

Die schwangere Frau kann, wie in vielen traditionellen Gesellschaften, unter Beweis gestellt haben, dass sie als Ehefrau und zukünftige Familienmutter taugt. Sie kann damit ihre soziale Stellung in der Familie aufgewertet und gefestigt sowie ihre zukünftige Aufgabe gefunden haben. In diesem Falle mag sie es genießen, dass sie von anderen Familienmitgliedern verwöhnt wird. In westlichen Gesellschaften wird die Mutterrolle aber gerade bei der jüngeren Generation häufig anders bewertet. Der jungen Frau stellt sich während der Schwangerschaft die bange Frage, wie sie die Rolle als Mutter und Ehefrau zukünftig mit ihren Wünschen nach beruflichem Erfolg außerhalb der Familie vereinbaren kann, wie sie die kommenden Anforderungen fernab ihrer Familie bewältigen kann. Dies wird Einfluss darauf haben, wie sie die Schwangerschaft erlebt, ob sie eher als beschwerlich oder als unkompliziert erlebt wird. Die Mutter einer armen, vielköpfigen Familie ohne Haushaltshilfe kann sich Schonung und Selbstbesinnung während der Schwangerschaft gar nicht leisten und kommt vielleicht noch nicht einmal darauf, dass sie ihr guttun würden. In China, wo das Diktat der Ein-Kind-Familie herrscht, gestalten Paare die womöglich einzige Schwangerschaft ganz bewusst und feiern sie. In Ländern der Dritten Welt, wo die Möglichkeit der Empfängnisverhütung nicht existiert, ist eine Schwangerschaft hingegen vielleicht gar nichts Bemerkenswertes, sondern Teil des Alltagslebens.

2. Menschen bilden mit anderen größere Systeme. Dies können sein: Paare, Familien, Nachbarschaften, Vereine, Institutionen, Städte, Staaten, Völkergemeinschaften. Jedes zu unterscheidende und zu beschreibende System ist immer Bestandteil mehrerer noch größerer Systeme, welche in Wechselwirkung miteinander treten und Auswirkungen aufeinander haben. Menschen in der Migration finden sich als Angehörige unterschiedlicher, gelegentlich einander in ihren Regeln widersprechenden Systemen.

Familien sind eingebettet in ein soziales Netz, dessen Mitglieder einander sehr gut im Blick haben. Es macht einen Unterschied, ob eine Familie auf dem Land lebt oder in einer Großstadt. Es macht einen Unterschied, ob sie in der Stadt in einem Ballungsgebiet mit hohem Arbeiter- und Migrantenanteil wohnt oder in einem Neubaugebiet mit vielen Einfamilienhäusern. Es macht einen Unterschied, ob sie auf dem Lande zu den Alteingesessenen oder den Zugezogenen gehört. Diese jeweilige Zugehörigkeit zu der einen oder der anderen Gruppe wird sich auswirken auf die sozialen Beziehungen zu den Nachbarn und auf die Art der Teilhabe am sozialen Leben der Gemeinschaft (das Vereinsleben mag auf dem Dorf einen höheren Stellenwert habe als in der Stadt, wo eher Ausgehen mit Freunden ein regelmäßiger Teil des sozialen Lebens sein mag).

In einer kulturell eher homogenen Nachbarschaft (türkische, russische, chinesische Stadtviertel), leben Verwandte, Nachbarn und Freunde, welche beobachten, wie eine Familie ihre Kinder erzieht, ob sie erfolgreich die Kinder mit den Regeln der Heimatkultur vertraut macht, ob den älteren Familienmitglieder der Respekt entgegengebracht wird, wie es ihrer sozialen Stellung gebührt, ob die älteren Geschwister die jüngeren versorgen, ob die Jungen die Ehre der Schwestern angemessen energisch verteidigen. In einer eher kulturell gemischten Nachbarschaft oder gar in einem Umfeld, wo nur eine einzige Migrantenfamilie wohnt, würden die Mitglieder der Familie vielleicht genauso genau beobachtet werden, aber durch eine ganz andere Brille. Hier würden deutsche Nachbarn eher bewerten, wieweit es der Familie gelingt, die Kinder so zu erziehen, dass die deutschen Nachbarschaftsregeln eingehalten werden: kein Lärm und Getobe im Treppenhaus, Einhalten der Mittagsruhe, höfliches Grüßen der Nachbarn auf der Straße, regelmäßiger Schulbesuch aller Kinder, auch der älteren Mädchen, die nicht nur als Aufpasserinnen für die jüngeren Geschwister herhalten sollten und persönlicher Freiraum für Mädchen, ohne dass die Brüder sich einmischen.

Am Beispiel der Schule wird besonders deutlich, welche unterschiedlichen Erwartungen an Kinder herrschen. Alle Eltern, egal aus welcher Kultur, wollen vermutlich erfolgreiche Kinder heranziehen. Aber was ist ein erfolgreiches Kind? Die Beantwortung dieser Frage ist sowohl von der kulturellen Zugehörigkeit wie auch der sozialen Stellung der Familie abhängig. Ist ein Mädchen, das so intelligent und fleißig ist, dass es auf dem Gymnasium eine gute Schülerin ist, ein erfolgreiches Kind? Oder ein Mädchen, das frühzeitig die kleineren Geschwister beaufsichtigen und beschäftigen kann, die Mutter beim Kochen und im Haushalt unterstützt oder womöglich den Haushalt übernimmt, damit die Mutter einer Erwerbstätigkeit nachgehen gehen kann? Oder ein Mädchen, das sich in der Schule durch gute Leistungen auszeichnet und am Nachmittag gemäß den Regeln der Herkunftskultur sich anpasst und beispielsweise aus der Öffentlichkeit in die elterliche Wohnung verschwindet?

3. Systemisch-konstruktivistische Sichtweisen gehen von Wechselbeziehungen aus. Es werden nicht einseitig gerichtete Ursache-Wirkungs-Folgen beschrieben, es wird keine lineare Kausalität zwischen Ereignissen hergestellt, sondern es werden Beschreibun-

gen gewählt, welche zirkuläre und rekursive Prozesse erfassen. Dabei wird davon ausgegangen, dass Menschen sich permanent in einem Prozess selbstorganisierter Bedeutungs- und Informationserzeugung befinden, also Wirklichkeit, genauer gesagt: Wirklichkeiten konstruieren. Untrennbar sind dabei affektive und kognitive Prozesse aufeinander bezogen.

Familien erzählen sich Geschichten darüber, aus welchen Gründen sie ihr Heimatland verlassen haben und in eine fremde Kultur gegangen sind. Einerseits zwingen Notlagen – wirtschaftliche, soziale, ökologische – zur Auswanderung. So kann es in der Heimat nicht mehr möglich gewesen sein, eine Familie zu ernähren. Anderseits bedarf es Mutes, sich aus der Bindung zur Familie oder Sippe zu lösen und autonom einen Neuanfang zu wagen. Je stärker die entsprechende Kompetenz ausgeprägt ist, desto eher wird eine Person oder Familie diesen Schritt gehen, und desto größer ist die Wahrscheinlichkeit, dass die Migration ein Erfolg wird, weil in den Geschichten, welche die Eltern ihren Kindern erzählen, die Thematik der eigenen, aktiven Entscheidung zur Migration und der Entschlossenheit, alle sich in den Weg stellenden Schwierigkeiten zu meistern, eine große Rolle spielen wird.

Wenn hingegen eine Familie sich nicht freiwillig auf den Weg in die Fremde macht, sondern vertrieben wird, werden die Geschichten eher vom Opfersein handeln, von der Sehnsucht, zurückkehren und die alten Lebensbedingungen wiederherstellen zu wollen. Dies nimmt Einfluss darauf, wie viel Anstrengungen unternommen werden, in der Aufnahmegesellschaft anzukommen, darauf, wie anfällig die Familie für stressbedingte Krankheiten sein wird, wie erfolgreich die Kinder sich in der Schule zeigen können. Die Geschichten in einer solchen Familie werden eher von Sehnsucht und von Heimkehr handeln als vom Abenteuer in der Fremde.

4. Wechselbeziehungen bestehen auch zwischen Vorannahmen, Ideen und Bedeutungsgebungen – wir sprechen von den „inneren Landkarten“ der Systeme – und dem Denken, Fühlen und Verhalten von Mitgliedern eines Systems, was wiederum auf seine innere Landkarte zurückwirkt (Selbstreferenz von Systemen).

Solche Landkarten und die Frage, inwieweit Konsens darüber hergestellt werden kann oder auch nicht, bestimmen die Interaktionen, bestimmen darüber, wie Menschen miteinander umgehen:

> Ein Vater zum Beispiel, zu dessen Auffassung von Anstand es gehört, dass seine Tochter bis zur Eheschließung – mit einem jungen Mann aus der gleichen Kultur – in der Familie behütet wird, damit ihre Ehre bewahrt werde, wird auf die Tatsache, dass seine Tochter von einer Freundin am Abend zu spät nach Hause kommt, eher alarmiert reagieren und ihren Freiraum durch Hausverbot stärker einschränken, als es der Tochter einsichtig ist. Je mehr sie dagegen rebelliert und heimlich sich mit ihren Freundinnen verabredet, desto mehr wird der Vater sich in seiner Auffassung bestätigt sehen, dass ihre Ehre in Gefahr sei und in dieser Gesellschaft bedroht werde. Desto größere Anstrengungen machen die Eltern vielleicht, um die Tochter von den Versuchungen dieser Kultur fernzuhalten, und desto stärker werden sie sich den Erwartungen ihrer eigenen sozialen Gruppe ausgesetzt sehen, die geeigneten Maßnahmen zu ergreifen, etwa eine Ehe zu arrangieren.

Diese Wechselbeziehungen von Fühlen, Denken und Verhalten bilden Regeln und Muster, die nur im Kontext des Systems, in dem sie gelten, einen Sinn ergeben. Die Bewegungen und Gesten etwa des Dirigenten eines Orchesters haben für den Betrachter nur dann Sinn, wenn er die dazu gespielte Musik hört und/oder die Bedeutung des Dirigierens für das Gelingen eines Konzertes erkennt. Ein Mensch aus einer anderen Kultur, in der man solcherlei Konzerte nicht kennt, macht sich seinen Reim auf den rituellen Tanz (des Dirigenten) entsprechend seinem Weltbild.

> Wenn Menschen – Migranten – mit einem Weltbild, das dominiert ist von der Zugehörigkeit zu einer Großfamilie, Verhalten danach bewerten, ob es für die Großfamilie von Nutzen sein wird – wenn solche Menschen auf Menschen treffen, für die Selbstverwirklichung ein hohes Ideal ist und die deshalb gerne ihr Leben alleine gestalten und sich einen großzügigen Lebensstil leisten, weil sie als moderner Single durchs Leben gehen und nur für sich zu sorgen haben, werden sie auf solchen Lebensstil mit Befremden oder

Mitleid reagieren. Mit Befremden, weil kein älterer Verwandter diesen Lebenswandel korrigiert; mit Mitleid, weil sie glauben, dass so jemand seine soziale Verankerung verloren hat, einsam ist und seine sozialen Möglichkeiten beschränkt. Sie selbst werden betonen, wie wohl sie sich in ihrer kulturellen Gruppe fühlen. Männer können regelmäßig in Kaffeehäuser gehen und stundenlang mit anderen Männern zusammensitzen. Frauen können sich in großen Gruppen treffen, um gemeinsam die Kinder zu betreuen und den Nachmittag zu verbringen. Einheimische Beobachter werden eher befremdet davon sein, dass die Fremden immer in Großgruppen zusammenhocken. Sie werden mit Ablehnung darauf reagieren, dass die Familien und Verwandten ihre kranken Angehörigen in den Krankenhäusern in Scharen besuchen und sich nicht an die Besuchszeiten halten, weil sie das einheimische Konzept, dass Kranke Ruhe brauchen, nicht teilen. Gemäß ihrer Auffassung brauchen Kranke eher die spürbare und sichtbare Unterstützung der Familie, also deren Anwesenheit.

5. Unter Regeln in sozialen Systemen werden Übereinkünfte darüber verstanden, was innerhalb eines betreffenden Systems als erlaubt oder verboten, als wünschenswert oder abwegig, als gesund oder krank, als normal oder verrückt angesehen und bewertet wird.

Diese Regeln sind vom jeweiligen Kontext abhängig, und sie verändern sich mit der Zeit, das kann etwa heißen, dass ein Verhalten, das früher als gesellschaftlich anerkannt oder gar als schick galt, wie etwa das Rauchen, das zu bestimmten Berufsgruppen geradezu dazugehörte, heute in öffentlichen Einrichtungen und bei öffentlichen Veranstaltungen gesetzlich verboten ist und gegebenenfalls in der öffentlichen Meinung nicht mehr als schick bewertet wird. Alle solche Regeln können sich in unterschiedlichen Kulturen beträchtlich unterscheiden:

In westlichen Kulturen wird es Paaren zugestanden, in der Öffentlichkeit Zärtlichkeiten auszutauschen. Sie dürfen sich küssen. In bestimmten, durchaus auch öffentlichen Kontexten dürfen sich

Angehörige bestimmter Altersgruppen sogar wildem Knutschen hingeben. In anderen, wie Kirchen, wird ein solches Verhalten als abwegig oder sündhaft angesehen. Im Kino ist es erlaubt, vielleicht ist das Kino sogar ein sehr geeigneter Ort fürs Küssen, hingegen gilt in einer Theatervorstellung oder Opernaufführung das gleiche Verhalten als sehr störend. In zahlreichen Ländern wird jede Zärtlichkeit in der Öffentlichkeit mit sozialen Sanktionen oder gar Strafe belegt und ist strikt auf den privaten, ganz intimen Raum beschränkt. Im Gottesdienst würde es drakonisch bestraft werden.

Andere Beispiele wären: die Art, in der Öffentlichkeit Nahrung zu sich zu nehmen; die Bewertung angemessener Kleidung; Sanktionen für Kinder; gemeinsames Schwimmen von Jungen und Mädchen; Ansprechen von Autoritätspersonen – um nur die alltäglichsten zu nennen.

6. Das Verhalten von biopsychosozialen Systemen ist nicht vorhersagbar, wenngleich Voraussagen mehr oder weniger zutreffend sein können, soweit sie beispielsweise physische, physiologische, allgemeinpsychologische oder soziale Verhaltensregeln eines betrachteten Systems berücksichtigen.

Im Umgang mit anderen können wir daher nur von Wahrscheinlichkeitsannahmen ausgehen, für die unsere bisherigen Kontakte die Grundlagen bieten.

Lehrer können nicht wissen, wie eine Familie darauf reagiert, wenn die Schule die Eltern darüber benachrichtigt, dass die Versetzung ihres Kindes gefährdet ist. Aber aus ihrer beruflichen Erfahrung heraus haben sie Einschätzungen entwickelt im Hinblick darauf, welche Familie eher mit Nachhilfeunterricht reagieren wird, welche das Kind eher bestrafen und disziplinieren wird und welche sich vermutlich gar nicht beeindruckt zeigen und auch keinen Kontakt mit der Schule aufnehmen wird. Und doch kann jeder Lehrer Fälle erzählen, in denen er nicht erwartet hätte, dass die Rückmeldung der Schule so aufgenommen würde, dass die Familie gemeinsam mit der Schule versuchen würde, das Verhalten ihres Kindes positiv zu beeinflussen.

7. Sozialkonstruktionistische Beschreibungen betonen die Relevanz sprachlicher und kommunikativer Prozesse für die Erzeugung sozial geteilter Wirklichkeiten. Die Sinnhaftigkeit dieser Beschreibungen leitet sich von sozialen Konventionen her, welche sich im Laufe der Zeit entwickeln und in unterschiedlichen soziokulturellen Kontexten verändern. Die Worte, mit denen wir unsere Wirklichkeiten kommunizieren, erhalten ihre Bedeutung durch ihren sozialen Gebrauch.

Hier wird deutlich, dass Bedeutungen abhängig von den Umwelten sind, in denen wir uns bewegen, wie wir ja schon im vorherigen Kulturkapitel dargestellt haben. Obwohl Traumatisierungen zur Geschichte der Menschheit dazugehören, können sie in ihrem Krankheitswert eher erkannt werden, wenn sie sich in einer gesunden Umwelt darstellen, also ein Unterschied erkannt werden kann. So wurde die posttraumatische Belastungsstörung beispielsweise erst vor etwa 30 Jahren in die internationalen psychiatrischen Diagnostikmanuale aufgenommen, während in den Jahren nach den Weltkriegen die Menschen zwar in großer Zahl traumatisiert waren, Traumatisierung aber als Krankheit nicht erkannt und anerkannt wurde. – Auch die vermeintlich objektiven wissenschaftlichen Diagnosen der Manuale werden alle paar Jahre von der psychiatrischen Fachwelt überarbeitet und an neue wissenschaftliche Konzepte und epidemiologische Erkenntnisse angepasst.

Solche Konstruktionen finden sich beispielsweise in dem modernen Begriff „schwul“, der sich von einem die männlichen Homosexuellen diskriminierenden Schimpfwort zu einem emanzipatorischen Begriff gewandelt hat, seit er von Homosexuellen selber benutzt wird; derzeit wird er unter Kindern und Jugendlichen auch ohne Verweis auf die sexuelle Orientierung eines Jungen wieder als Mobbinginstrument gebraucht.

Auch in deutschen Beratungseinrichtungen wird mit sozialen Konstruktionen gearbeitet, wie der Vorstellung von autoritären Vätern, überversorgenden Müttern, hysterischen Töchtern und machohaften Söhnen, welche heute von den Mitarbeitern verstanden wird, aber vor 100 Jahren keinen Sinn ergeben hätten.

8. Darüber hinaus sind unsere Aussagen über uns, über andere oder über die Welt abhängig von einer vorher bestehenden Sprache. Diese unsere Sprache basiert auf vorher bestehenden Beziehungen, welche beeinflusst werden durch die oben genannten Umwelten. Begriffe wie „reif", „kooperativ", „autoritär" zeigen ein Bewertungssystem, das kulturell bedingt ist und in unterschiedlichen Kulturen ganz Verschiedenes bedeuten kann. Was hier als autoritär gewertet wird, gilt woanders als notwendige und vielleicht sogar milde Grenzsetzung. Kooperatives Verhalten mag als Unterordnung bewertet werden. Reife kann Anpassung bedeuten.

Gedanken, Gefühle, Interaktionen und Erfahrungen sind uns Menschen nur möglich, weil wir an einer kulturellen Geschichte teilhaben, die uns mit einer Sprache als Instrument ausstattet, welches uns erlaubt, unsere Wahrnehmung der Welt zu beschreiben und unsere Welt damit immer neu zu konstruieren.

In einer matrilinealen Kultur, in der die Zugehörigkeiten und das Erben über die mütterliche Familie geregelt wird, sind verschieden Wörter für „Vater" im Gebrauch. Ein Wort kann den spirituellen Vater bezeichnen, der Verantwortung für die Verbindung mit der übersinnlichen Welt herstellt – bei uns am ehesten noch erinnernd an die Rolle eines „Paten". Ein anderes Wort kann den rechtlichen Vater bezeichnen, der die Interessen des minderjährigen Kindes vertritt – bei uns am ehesten noch erinnernd an die Rolle des „Vormundes". Beide stammen üblicherweise aus der Familie der Mutter. Ein drittes kann den aktuellen Partner der Mutter bezeichnen, welcher im Alltag als Mann erlebbar ist – bei uns am ehesten noch erinnernd an die Rolle des Stiefvaters. Ein weiteres Wort kann den biologischen Vater bezeichnen. In patrilinealen Kulturen fallen diese Rollen idealerweise in einer Person zusammen. Abweichungen werden als Störung oder Unglück erlebt. „Verantwortung für die Familie" oder „Ehre" bedeutet für männliche Migranten aus einer patriarchalisch geprägten Gesellschaft, sich als Vater oder ältester Sohn für die Familienangehörigen in einer Weise einzusetzen, welche einen Zusammenstoß mit der hiesigen Kultur durchaus in Kauf nimmt. Da der jeweils für die Aufrechterhaltung der Ehre Verantwortliche eindeutig sozial bestimmt ist, darf er eher auf unbedingtem Gehorsam seitens der Ehefrau und der Kinder bestehen, als es beispielsweise in unserer Gesellschaft mit einem partnerschaftsorientierten Ehe- und Familienbild akzeptiert würde.

Beispiele aus der Fachwelt wären Begriffe wie „Widerstand", „verhaltensgestört", „hysterisch", „schizoid", „renitent" und viele andere. Sie erklären sich nur aus den Traditionen bestimmter professioneller Erzählgemeinschaften, an denen man mehr oder weniger teilhaben kann.

9. „Instruktive Interaktion" ist nicht möglich, wie die Kommunikationswissenschaften nachgewiesen haben.

Aufforderungen wie „Sei spontan!", „Hab keine Angst!" funktionieren nicht. Lehrer können Schülern auch nicht befehlen, etwas zu begreifen.

Beobachter verwechseln häufig Regeln, welche einen Sachverhalt beschreiben, mit Regeln, die einen Sachverhalt vorschreiben.

Wir können zum Beispiel beobachten, dass in einer Schulklasse, welche sich ruhig verhält, bessere Lernergebnisse erbracht werden. Der Umkehrschluss, dass Schüler sich ruhig verhalten müssen, um lernen zu können, ist aber nicht richtig, da Lernverhalten sehr individuell ist.

Manche Menschen benötigen sogar ein gewisses Maß an Umgebungsgeräuschen, um sich konzentrieren zu können. Daher bewährt es sich, sich zu erkundigen, welche idealen Bedingungen jede einzelne Person braucht, um aus einer Situation das Optimale herausholen zu können. Lernen gelingt am ehesten, wenn die Rahmenbedingungen neugierig machen, einen Sachverhalt verstehen und lernen zu wollen.

10. Veränderungen werden am ehesten angestoßen durch den Neuigkeitswert von Sichtweisen, von Ideen, die in ein System eingeführt werden und Unterschiede machen zu bisherigen Beschreibungen und Sichtweisen.

Systemische Therapeuten stoßen Veränderungen an etwa mit den im Methodenkapitel beschriebenen zirkulären Fragen, welche implizieren, dass die Beteiligten alle Einfluss haben auf die gezeigten Probleme und dass Veränderungen möglich sind.

Ein in zweiter Ehe verheirateter, depressiver 70-jähriger Mann nimmt sich selbst das Scheitern seiner ersten Ehe und die Partnerschaftsprobleme in der zweiten Ehe übel und beschreibt sich als Versager. Auf die Bemerkung der Beraterin, dass er es immerhin geschafft habe, zwei Frauen in seinem Leben dazu zu bringen, ihn zu heiraten, was nicht jeder Mann schaffe, reagiert er mit starker Entlastung und Erleichterung, was eine große Veränderungsbereitschaft erzeugt und weitere Veränderungsschritte möglich macht.

11. Systemische Konzepte gehen nicht von einer objektiv zu findenden oder beobachtbaren Wahrheit aus, sondern davon, dass Systeme sich über ihre „Weltbilder", also ihre Wirklichkeiten, einigen. Sie finden einen Konsens, der in ihren jeweiligen Kontext passt.

Es geht also nicht um Wahr oder Falsch, sondern darum, ob eine Beschreibung im Kontext nützlich oder weniger nützlich, passend oder weniger passend ist.

In einer Kultur, welche psychische Krankheit nicht anerkennt, kann es sinnvoll sein, unangepasstes Verhalten als Ausdruck falscher oder ungenügender Erziehung zu sehen. Wenn ein Angehöriger einer fremden Kultur jedoch hierzulande wegen unangemessenen Verhaltens in psychiatrische Behandlung kommt, bedarf es einer diagnostischen Zuordnung im Sinne einer Erkrankung. Kooperation mit dem Betroffenen und seiner Familie lässt sich dann am ehesten erreichen, wenn beide Erklärungen berücksichtigt werden.

12. Keine Beobachtung ist unabhängig vom Beobachter, jede Beobachtung beeinflusst das Beobachtete.

In einer Vereinssitzung, bei der ein umstrittenes Thema behandelt wird, wird das aufgeregte, kämpferische und streitbare Verhalten eines weiblichen Mitglieds von genervten männlichen Mitgliedern kommentiert als zickig und hysterisch. Die anwesenden Frauen hingegen finden ihre Geschlechtsgenossin mutig, konfliktbereit und durchsetzungsfähig.

Jeder Beobachter konstruiert also zusammen mit dem Beobachteten eine neue, gemeinsame Wirklichkeit. Jede Aussage über ein System enthält also auch eine Aussage über denjenigen, der sie macht: über sein Weltbild, über seinen Kontext, über seine Kultur. Ein Verhalten, das beispielsweise Japaner für aufgeregt halten, mögen Mexikaner als unterkühlt empfinden. Gewisse Grundannahmen müssen in einer sozialen Gruppe also geteilt werden, sonst ergibt eine Beschreibung keinen Sinn.

„Autoritäre Männer" zeigen nach dem Verständnis einer auf Kooperation und Mitbestimmung eingestellten Gruppe ein eher schwer erträgliches Verhalten, welches sich über die Interessen anderer hinwegsetzt. In einer kulturellen Gruppe, welche erwartet, dass Respektspersonen Leitlinien auch ohne vorherige Diskussion vorgeben, kann dieses gleiche Verhalten für verantwortungsbewusst und fürsorglich gehalten werden.

13. Jeder Mensch gestaltet seine Lebenssituation mit. Er kann zugleich als Handelnder wie auch als passiv Erfahrender der Verhältnisse angesehen werden. Beide Beschreibungen, zusammen mit den Wechselwirkungen im jeweiligen Kontext, werden am ehesten der Komplexität menschlicher Systeme gerecht und verweisen auf die Handlungsmöglichkeiten der Beteiligten.

Die meisten Migranten schaffen es in beeindruckender Weise, mit den gegebenen Verhältnissen der Einwanderungskultur zurechtzukommen und die Migration für sich und vor allem für die nächste Generation erfolgreich zu gestalten, auch wenn sie vielfach Opfer von Diskriminierung und sozialer Benachteiligung sind. Viele nehmen schlechte Arbeitsbedingungen und Wohnverhältnisse in Kauf; sie haben es schwer, ihre Kinder schulisch in gleichem Maße wie einheimische Familien zu fördern. Sie leben genügsam in einer Weise, welche hiesigen Berater nur anerkennen können, und ermöglichen ihren Familien damit wirtschaftlichen Erfolg. Sie handeln und gestalten in hohem Maße aktiv und eigenverantwortlich. Diese Beschreibung ist ebenso gültig wie die, dass es an vielem mangelt.

14. Jeder Mensch ist verantwortlich für sein Bild der Welt und sein Handeln darin. Er ist also auch verantwortlich für seine ethischen und moralischen Konstrukte, welche allerdings in hohem Maße kulturell bedingt sind.

Das erfordert von Beratern die Bereitschaft und die Fähigkeit, ihre eigenen Vorurteile und kulturellen Vorannahmen zu reflektieren und in Frage zu stellen, statt sie für selbstverständlich zu halten. Aber das bedeutet auch, die Klientinnen und Klienten nach ihren Grundannahmen über die Welt und ihr Handeln zu fragen und über kulturelle Unterschiede und Gemeinsamkeiten zusammen zu reflektieren. All diese aufgeführten Grundlagen beraterischer Arbeit sind von systemischen Therapeuten und Beratern in vielfältiger Weise weiterentwickelt und an die jeweiligen Anforderungen angepasst worden.

3. Kontexte

Kontexte prägen jede Kultur; sie sind eben Unterschiede, die Unterschiede machen. Die Realität der Mehrzahl der Migranten ist geprägt von einer Reihe belastender Kontexte.

Typische Belastungen, unter denen Migranten überdurchschnittlich leiden:

- soziale Unterprivilegierung
- Sprachbarrieren
- kulturelle Fremdheit
- rechtliche und gesetzliche Einschränkungen
- Diskriminierung und Rassismus.

Alle diese Belastungen nehmen Einfluss aufeinander.

Große Teile einer ländlich geprägten, im traditionellen Islam sozialisierten Migrantenbevölkerung aus der Türkei tun sich mit kultureller Fremdheit deutlich schwerer als die akademisch geprägte Migrantenbevölkerung aus dem ebenfalls islamischen Iran, die sich in ihrer großen Mehrheit völlig problemlos integriert hat.

Ein schwarzer Deutscher mit guter sozialer Stellung und Bildung wird sich rassistischer Diskriminierungen eher erwehren können als eine afrikanische Asylbewerberin mit schlechter Bildung und mangelhaften Deutschkenntnissen.

Wir brauchen daher, um Migranten gut beraten zu können, Wissen über den Umgang mit sozialen Belastungen, über die Bewältigung von Sprachbarrieren, über interkulturelle Kommunikation und die relevanten Ausländergesetze und -verordnungen sowie Gesprächskompetenzen, mit deren Hilfe es uns gelingt, eine offene und respektvolle Gesprächsatmosphäre herzustellen, die es auch erlaubt, über das schwierige Thema Rassismus und Diskriminierung zu sprechen.

Sozialer Hintergrund

Die große Mehrheit der Migranten lebt unter schlechteren sozialen Bedingungen als der Durchschnitt der Mehrheitsbevölkerung. Dies betrifft das Einkommen und die sozialen Verhältnisse und damit auch die Wohnverhältnisse, die formale Bildung, die Schulart für die Kinder, den Gesundheitszustand etc. Die meisten Migranten meistern diese Anforderungen mit beeindruckendem Einsatz und viel Energie und verbessern ihre Situation und die ihrer Kinder über die Generationen hinweg. Einzelne ethnische Gruppen haben allerdings auch mehr Kontakt mit sozialen Kontrollinstanzen wie Polizei, Justiz oder Jugendhilfe.

Viele Migranten stammen aus einem ländlichen, agrarisch und von traditionellen Werten geprägten Kontext, in dem viele gesellschaftliche Aspekte westlicher Industriegesellschaften fremd sind. Dies gilt beispielsweise für die Mehrheit der Arbeitsmigranten und der Kriegsflüchtlinge (z. B. aus dem ehemaligen Jugoslawien). Andere Migrantengruppen stammen aus privilegierteren sozialen Schichten ihrer Heimatländer. Denn nur diese haben überhaupt die Chance der Migration (oder Flucht), weil sie über die dafür erforderlichen Mittel, Beziehungen oder Kenntnisse verfügen. Dies gilt für Migranten aus Afghanistan oder Afrika. Sie machen in ihrer Mehrheit hier bei uns aber einen rasanten gesellschaftlichen Absturz durch, mit allen damit verbundenen Traumen. Aber es gibt auch Übergänge und Mischformen dieser sozialen Pole, etwa bei Migrantinnen, die in sexueller Ausbeutung leben (aus Osteuropa oder Ostasien), bei unbegleiteten minderjährigen Flüchtlingen etc. Wirtschaftlich und bildungsmäßig gutgestellte Migranten, international als *Expatriates* bezeichnet (in Deutschland z. B. Migranten aus Japan, Lizenzspieler der Bundesliga oder Angestellte internationaler Firmen und Behörden), werden weit seltener Klienten psychosozialer Dienste. Auch Flüchtlingspopulationen mit guten Bildungsvoraussetzungen, wie beispielsweise aus dem Iran, und Migranten aus Ungarn oder der Tschechoslowakei, die aus der akademischen und wirtschaftlichen Führungsschicht ihrer Länder stammen, haben sich hier völlig problemlos integriert. Einzelne ethnische Gruppen können auch in ihrer sozialen Zusammensetzung Veränderungen durchmachen. Die Flüchtlinge aus den Militärdiktaturen in Lateinamerika in den 70er und 80er Jahren stammten ganz überwiegend aus einem akademisch geprägten Kontext und konnten sich gut integrieren. Die heutigen Migranten aus diesen Ländern sind weit schlechter gestellt und tun sich demnach auch schwerer.

Aus dieser kurzen Übersicht wird deutlich, dass Professionelle für die Beratung der Mehrzahl der Migranten nicht nur sozialpsychologische oder sozialpsychiatrische Kompetenzen benötigen, sondern

Leitfragen zu den aktuellen Kontexten:

- Zur Arbeitssituation: welche Arbeit? Wie lange schon? Arbeitszeiten – Schichtarbeit, Nachtarbeit etc.? Arbeit alleine oder in Teams – ethnisch gemischt? Oder ethnisch homogene Gruppe aus dem Herkunftsland?
- Zur Wohnsituation: welche Gegend der Stadt? Größe der Wohnung? Ethnische Zusammensetzung der Nachbarschaft? Häufigkeit von Umzügen? Nachzug von Familienmitgliedern oder Verwandten?
- Zum sozialen Netz: Erreichbarkeit von Verwandten und Freunden? Mitgliedschaft in religiösen Gemeinschaften, in Vereinen? Häufigkeit von Reisen ins Heimatland?
- Soziale Kontakte der Kinder: Welche Schulen besuchen die Kinder? Welche Ausbildungen machen sie? Welchen Kontakt haben sie zu verschiedenen ethnischen Gruppen?
- Fragen zur Gesundheit: Wie gesund sind die einzelnen Familienmitglieder? Welchen Sport treiben sie? Wie essen sie, eher traditionell oder eher wie in Deutschland?

Leitfragen zu den Kontexten des Herkunftslandes:

- Zum Herkunftsgebiet: aus welchem Land und welcher Region? Welches sind die besonderen Eigenheiten dieses Gebiets – Geografie, Wirtschaft, politische Situation?
- Zur Herkunftsgruppe: ethnische, sprachliche oder religiöse Zugehörigkeit? Mehrheits- oder Minderheitenguppe? Bedeutung der Zugehörigkeit zu dieser Gruppe?
- Zur eigenen Schulbildung: Dauer der Schulbildung? Weitere Berufsausbildung, Lehre, Studium?

auch historische, politische und sozioökonomische Kenntnisse. Dabei bewähren sich Leitfragen, die Orientierung geben – sowohl hinsichtlich der aktuellen Kontexte wie hinsichtlich der Kontexte des Herkunftslandes.

Sprachbarrieren

Wie wir in den vorausgegangenen Kapiteln gesehen haben, ist Sprache das zentrale Medium, in dem Kultur weitergegeben und vermittelt wird. Entsprechend der oben genannten Auflistung erleichtern ein guter sozialer Status, vor allem gute Bildung, aber auch gesicherte rechtliche Rahmenbedingungen und eine gute Akzeptanz durch die Mehrheitsbevölkerung die Überwindung von Sprachbarrieren. Viele Migranten sind mit dem Erlernen von Fremdsprachen nicht vertraut und kommen mit ihrer Übersiedlung erstmalig in die Situation, eine neue Sprache erlernen zu müssen. Andere, vor allem aus Afrika, beherrschen bereits mehrere Sprachen und tun sich daher leichter damit, unsere Sprache zu erlernen. Kindern und Jugendlichen fällt das, wie überall auf der Welt, leichter, älteren Menschen schwerer. Wer schnell in den Arbeitsmarkt integriert wird, ist zwangsläufig öfter darauf angewiesen, mit (deutschen) Kollegen sprechen zu müssen, als jemand, der nur zu Hause lebt. So haben türkische Männer der ersten Generation in ihrer Mehrheit besser Deutsch gelernt als türkische Frauen; bei Russlanddeutschen, die später gekommen sind, und bei denen Frauen schneller einer Arbeit bekommen haben, ist es umgekehrt.

Gruppen von vielen Personen, die vor allem in Großstädten eng zusammenwohnen, lernen die neue Sprache schlechter. Das ist bei Bangladeschis in England, Nordafrikanern in Frankreich und Mexikanern in den USA auch nicht anders als bei Türken in Deutschland. Migranten, die, bezogen auf ihre Gruppe, nur wenige sind und daher auf Kontakt mit der Mehrheitsbevölkerung angewiesen, tun sich da naturgemäß eher leichter. Auch Menschen, die bei ihrer Migration davon ausgehen, dass ihnen die Rückkehr in das Heimatland nicht möglich sein wird, lernen die neue Sprache rascher, wie die Geschichte der traditionellen Einwanderungsländer, beispielsweise die USA, Kanada, Argentinien oder Australien, zeigt. Menschen, die auf gepackten Koffern sitzen und davon träumen, den Ruhestand in der

Heimat verbringen zu können, und die in den Ferien hin- und herpendeln, lernen die neue Sprache eher schwerer, wie die Geschichte der Gastarbeiterbevölkerung aller europäischen Staaten zeigt. Aber diese Prozesse sind eben dynamisch. Seit die Ostgrenzen offen sind, pendeln auch die Migranten aus den GUS-Staaten, und ihre Sprachkompetenzen verschlechtern sich tendenziell. Bei den nachwachsenden Generationen verbessert sich die Sprachkompetenz, je stärker sie integriert sind. Sie kann sich aber auch wieder verschlechtern, wenn die Integration nicht gelingt und Ghettobildungen einsetzen und fortschreiten.

Für Professionelle in psychosozialen Diensten gilt es daher, in Rechung zu stellen, dass ihre Dienste eben auch für Menschern zugänglich sein sollten, die unsere Sprache unzureichend beherrschen. Im vierten Kapitel beschreiben wir ausführlicher, wie mit Dolmetschern auf gute Weise diese Barriere gemeistert werden kann. Im achten Kapitel beschreiben wir, welcher strukturellen Rahmenbedingungen es dazu bedarf.

Kulturelle Fremdheit

In den vorangegangenen Kapiteln und Abschnitten haben wir schon eine Übersicht zu Aspekten von Kultur, kulturellen Unterschieden und der Bewältigung kultureller Fremdheit vorgestellt. Auch hier gilt, dass sich die zu Beginn dieses Kapitels genannten Dimensionen potenzieren oder kompensieren können. Wer gute Bildungsvoraussetzungen hat, belesen ist und viel gereist ist und sich so mit anderen Ländern und Völkern schon befasst hat, tut sich leichter in der Fremde. Wer sich vorbereiten konnte und daheim und in dem neuen Land gute soziale Bedingungen hat, kann elastischer mit den Irritationen befremdlichen Verhaltens umgehen. Wer die neue Sprache schon kann oder sie rasch lernt, hat ein gutes Handwerkszeug, um sich bei Missverständnissen helfen zu können. Der Mehrheit der Migranten stehen diese Hilfen nur sehr eingeschränkt zur Verfügung. Der Umgang mit kultureller Fremdheit bildet den Schwerpunkt dieses Buches. Das sechste Kapitel bietet eine Reihe von Methoden dazu an.

Rechtliche Einschränkungen

Menschen, die einwandern, sind bei uns, wie in den meisten anderen Staaten, ausländerrechtlichen Einschränkungen unterworfen. Es macht einen Unterschied, ob man sofort die deutsche Staatsangehörigkeit bekommt, wie die Mehrheit der Russlanddeutschen, ob ich die Freizügigkeit als Bürger der Europäischen Union genieße, wie Italiener oder Griechen, ob ich eine Daueraufenthaltsgenehmigung habe, wie die Mehrheit der Türken, oder ob ich *geduldet* bin, wie viele Flüchtlinge. Dies hat Auswirkungen auf die Sicherheit der Lebensplanung, auf die Planbarkeit von rehabilitativen Maßnahmen und auf das Vertrauensverhältnis zwischen Professionellen und Klienten.

In unseren Krankenhäusern und bei ambulanten Behandlungsmaßnahmen finden wir Menschen, die bei einer Verbesserung ihres symptomatischen Zustandes mit der Abschiebung rechnen müssen. Psychiatrische, psychosomatische oder orthopädische und andere Symptomatiken neigen unter diesen Bedingungen eher zu einer Chronifizierung, was bei einer guten Perspektive für die Zeit nach der Behandlung nicht der Fall wäre.

In der Suchthilfe, einem Versorgungsbereich, in dem Vertrauensvorbehalte systemimmanent sind, überlegen sich ausländische Klienten sorgfältig, ob sie ihren Betreuern strafrechtlich relevante Aspekte ihrer Anamnese, die einen Einfluss auf ihren Aufenthaltsstatus haben können, anvertrauen können.

Mitarbeiter einschlägiger Einrichtungen beschreiben immer wieder Wertekonflikte zwischen einer guten professionellen Betreuung und den Anforderungen der Ausländergesetzgebung. Diese Konflikte unterliegen gesellschaftlichen Dynamiken, die von einem Aushandeln unterschiedlicher Interessen geprägt sind. Die Entwicklung der entsprechenden Gesetzgebung zeigt dies anschaulich, was übrigens auch ein weltweites Phänomen repräsentiert. In Ländern, welche lange Vorreiter eines multikulturellen Gesellschaftsmodells waren, wie die Niederlande oder Australien, haben die Wähler Restriktionen herbeigeführt, denen gegenüber Deutschland inzwischen einen früher schwer vorstellbar liberaleren Eindruck macht.

Für Professionelle gilt es daher, sich kundig zu machen zu den Grundzügen des Ausländerrechts. Die lokalen Ausländerbehörden und Gerichte sind in ihrer Mehrheit gerne bereit, dazu Materialien zur Verfügung zu stellen.

Diskriminierungen und Rassismus

Diskriminierung und deren besondere Form, der Rassismus, sind universelle Phänomene. Wir denken, dass es besser ist, dies in Rechung zu stellen, als so zu tun, als ob es diese Phänomene bei uns (jetzt) nicht mehr gäbe. In allen Völkern und Kulturen finden sich Vorbehalte gegenüber Menschen aus bestimmten, jeweils anderen ethnischen Gruppen. Auch Professionelle, die sich kritisch prüfen, werden feststellen, dass sie selber nicht frei davon sind. Solche Vorbehalte sind Teil unserer Kultur und wurden über lange Zeit von einer zur anderen Generation weitergegeben.

> Sich als liberal verstehende Deutsche können Vorbehalte haben gegenüber traditionell patriarchalisch geprägten ethnischen Gruppen muslimischer Tradition. Konservative Deutsche können Vorbehalte haben gegenüber Russen. Türken können Vorbehalte haben gegenüber Griechen und umgekehrt. Juden können Vorbehalte haben gegenüber Arabern etc.

Über Jahrhunderte gewachsene Vorurteile, Holocaust, Kriege mit all ihren Gräuel, Diktaturen, Kolonialismus und Sklaverei haben Befangenheiten geschaffen, die von allen Seiten einen Einsatz fordern, wenn man sich trotz Vorbehalten annähern und schrittweise Vertrauen aufbauen will.

Es gilt daher für Professionelle zu bedenken, dass viele Klienten nachvollziehbare Vorbehalte gegenüber den Repräsentanten der Mehrheitskultur und des Staates und seiner Institutionen haben. Viele können über erschütternde und für unser Land beschämende Beispiele für Diskriminierungen berichten, die auf Abstammung gerichtet sind und nicht auf Verhalten. Wir haben die Aufgabe, proaktiv Signale zu setzen, dass es in Ordnung ist, auch diese Themen anzusprechen. Eigene Befangenheiten direkt in einer respektvollen Weise zu thematisieren ist sicher besser, als durch subtile Irritationen die sicher ebenso große Befangenheit bei den Klienten zu vertiefen.

Leitfragen zu Befangenheit:
- Sie sind der erste Klient aus Ihrem Land, den ich treffe. Ich weiß wenig davon. Mögen Sie mir etwas von Ihrem Land erzählen?
- Die Geschichte zwischen Ihrem Volk und Deutschland ist ja nicht einfach. Wir treffen hier andere Klienten aus Ihrem Land, die mir berichtet haben, diskriminiert worden zu sein. Ist Ihnen Ähnliches widerfahren?
- Ich stamme selber von Flüchtlingen ab. Wir wollen zusammen versuchen, hier zu einer guten Zusammenarbeit zu kommen.
- Ich habe im Ausland gelebt. Da habe ich selber erlebt, dass es nicht immer einfach ist, einer Minderheit anzugehören, die keinen guten Ruf hat. Wie kommen Sie damit zurecht?

Nicht übersehen sollten wir, dass Diskriminierung nicht nur ein individueller Akt ist. Solche ist leicht zu erkennen; unmittelbare persönliche Diskriminierung erfährt auch eher eine Rückmeldung und ist daher gegebenenfalls leichter zu beeinflussen. Viel schwieriger ist es, strukturelle und durch institutionelle Abläufe bedingte Diskriminierungen zu erkennen und schrittweise abzubauen.

> Schwarze in England und Türken in Deutschland erfahren häufiger eine zwangsweise Einweisung in die Psychiatrie oder als Jugendliche in Einrichtungen der Jugendhilfe als die Durchschnittsbevölkerung.
>
> Jugendliche aus Migrantenpopulationen werden häufiger einer polizeilichen Personenkontrolle unterzogen als vergleichbare Gruppen der Mehrheitsbevölkerung.
>
> Migranten werden in medizinischen und familienrechtlichen Begutachtungen häufiger abwertend beschrieben.

Wir alle neigen alle dazu, Menschen mehr oder weniger stark stereotypen Gruppen zuzuordnen. Wir haben Vorstellungen davon, wie *Ostfriesen* oder *Österreicher*, *Preußen* oder *Sachsen* sind. Wenn alle in guter Stimmung sind, können wir sogar alle miteinander über diese Vorstellung lachen. Menschen in Stresssituationen – diese kommen in unsere Dienste – sind empfindlich, besonders wenn sie mehrfach und immer wieder wegen einer solchen stereotypen Zuordnung benachteiligt wurden. Das Leben im Ausland war für uns Autoren als Deutsche diesbezüglich sehr lehrreich.

Es gilt, die eigenen Dienste von Zeit zu Zeit kritisch daraufhin zu überprüfen, welche strukturellen Benachteiligungen die Routinen für einzelne Gruppen bedeuten, sei es wegen ihrer Sprachkompetenz, ihrer kulturellen Eigenheiten, ihrer Art, als Familie zusammenzuleben, ihrer Religion, ihrer Geschlechtsrollenverständnisse und vielem mehr.

Zum Unterschied zwischen Kultur und Migration

In diesem Zusammenhang sind die Veränderungen kultureller Muster durch Migration von besonderer Bedeutsamkeit. Migration ist ein weltweites und die gesamte Menschheitsgeschichte prägendes Phänomen. Zu allen Zeiten haben Menschen ihre Heimat verlassen und sind in neuer Umgebung ansässig geworden. Zeiten starker Migration wechseln mit solchen eher ausgeprägterer Sesshaftigkeit. Lange nach den Zeiten der Völkerwanderung waren die vergangenen beiden Jahrhunderte eine Phase besonders intensiver Migration – auch und gerade für Deutschland. In das Territorium der jetzigen Bundesrepublik Deutschland sind in den letzten 60 Jahren deutlich über 20 Millionen Menschen eingewandert. Diese Zahl mag auf den ersten Blick verwundern. Nicht vergessen sollten wir, dass in den 40er und 50er Jahren Millionen von Flüchtlingen integriert worden sind. In absoluten Zahlen sind wir damit europäischer Spitzenreiter. In relativen Zahlen – bezogen auf die Wohnbevölkerung – werden wir in Europa nur von Luxemburg und der Schweiz übertroffen.

Migration greift in das Leben der Betroffenen und ihre Identität in vielfacher Weise ein. Sie kann traumatisch sein oder als Befreiung erlebt werden. Mit Migration verbundene Erwartungen können sich erfüllen oder enttäuscht werden. Das Erleben ethnischer Zugehörigkeit kann sich intensivieren oder auflockern. Die Mehrzahl der Betroffenen erleben höchst variable Zwischenformen, die von kulturellen Werten, den Reaktionen der unterschiedlichen Vertreter der Aufnahmegesellschaft, Sprachkompetenzen und vielen anderen Kontextfaktoren abhängen, die alle aufeinander einwirken. Daher bewähren sich Konzepte, welche nicht nur die psychischen und psychologischen Dimensionen von Migration für Individuen und Familien veranschaulichen.

Migration ist einerseits ein sehr persönlicher Prozess. Politische, wirtschaftliche und ökologische Entwicklungen prägen diesen Prozess in ganz verschiedener Weise. Es macht eben einen Unterschied, ob ich meine Übersiedlung in ein anderes Land langfristig vorbereiten und planen kann und als Karriereschritt erlebe, wie dies bei Studenten oder Expatriates internationaler Firmen der Fall ist. Anders ist es, wenn wirtschaftliche Not, kriegerische Ereignisse, ethnische oder religiöse Diskriminierung, politischer Terror oder ökologische Katastrophen mir keine andere Wahl lassen, als meine Heimat zu verlassen. Auch macht es einen Unterschied, ob ich alleine gehe oder in einer Familie oder Gruppe; ob ich in meinem neuen Aufnahmeland willkommen und gut versorgt bin oder ob ich ausgegrenzt werde und mich durchkämpfen muss.

Trotz der großen Bandbreite unterschiedlicher Anekdoten und Skripte aus den unterschiedlichen Kulturen und Familien zeigen Migrationsprozesse – sowohl über kulturelle Grenzen hinweg wie auch innerhalb ähnlicher Kulturräume – eine erstaunliche Regelhaftigkeit. Es scheint, dass, sobald wir unsere Aufmerksamkeit eher auf Muster richten als auf Inhalte, sich ein Modell des Migrationsprozesses aufzeigen lässt, welches einen recht hohen Grad kulturübergreifender Validität hat. Dazu möchten wir hier das Modell von Carlos Sluzki vorstellen, das ebenso wie das Kulturkonzept von Falicov besonderen Wert auf Dynamiken und Kontexte legt.

Stadien des Migrationsprozesses:

1. die Vorbereitungsphase
2. der Migrationsakt selbst
3. die Phase der Überkompensierung
4. die Phase der Dekompensation
5. die Phase der generationenübergreifenden Anpassungsprozesse.

Jedes dieser Stadien zeichnet sich durch charakteristische Abläufe und typische familiäre Bewältigungsmuster aus. Sie lösen aber ebenso typische Konfliktsituationen mit entsprechenden Symptomkomplexen aus. Jede dieser Migrationsphasen wird im Folgenden detaillierter beschrieben, wobei der Schwerpunkt auf Konflikte, Krisen und Anpassungserfordernisse gelegt wird. Anschließend werden einige allgemeine Empfehlungen für den vorbeugenden und den therapeutischen Umgang gegeben, die sich bei Familien mit migrationstypischen Problemen bewährt haben.

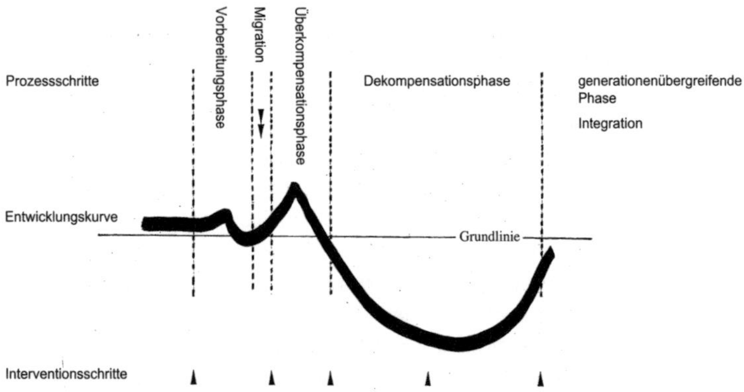

Abb. 1: Interkulturelle Kompetenz: Migration und Stress (nach Sluzki)

1. Die Vorbereitungsphase

Der Vorlauf zur Migration beginnt dann, wenn von einzelnen Familienmitgliedern erste Schritte getan werden, sich mit Auswanderung überhaupt zu beschäftigen. Der zeitliche Ablauf dieser Phase variiert je nach äußeren Umständen, hängt aber genauso von Lebensstil und Zeitrhythmus der einzelnen Familie ab. Einscheidungen können aus dem Moment heraus getroffen werden (bei existenzieller Bedrohung oder Entlassung aus der Haft) oder über Jahre immer wieder neu bedacht werden. Im Verlauf dieser „Aufs“ und „Abs“ zeigt sich, dass bereits erste Arrangements über die mit der Migration notwendig werdende Neuverteilung von Rollen in Familie gefunden werden müssen. Neue Rollen, die in dieser Phase ausprobiert werden, können später fest etabliert werden, sobald die Migration tatsächlich stattfindet. Trotz der Tatsache, dass derartige Prozesse im Allgemeinen Folge von kollektiven Entscheidungen sind, werden häufig einzelne Personen als „verantwortlich" oder „motivierend" für die Migration beschrieben.

> So stellen sich Fragen wie: Wer bestand in Ihrem Fall auf der Migration, und hat sich daraufhin Ihre Lage tatsächlich verbessert? Wer hat durch die Migration profitiert? Wer hat am meisten verloren? Geschichten, die die Rollen von Helden und Verrätern, Opfern und Unterdrückern festschreiben, können dann sowohl als Familienmythos dem zukünftigen Leben einen Halt bieten wie auch als Leichen im Keller zu einer dauerhaften Belastung werden.

Sorgfältig ist darauf zu achten, was es auch in Fällen, in denen die Migration positiv motiviert war und die positiven Erwartungen sogar übertroffen wurden, zu betrauern gibt, welchen Raum diese Trauer für Einzelne haben darf. Umgekehrt gilt es, in Familie#n, die einer existenziellen Bedrohung entkommen sind, darauf zu achten, wer an die Vergangenheit gefesselt bleibt. Diese Migrationsprozesse zeigen eine kollektive Notwendigkeit auf: sich sowohl auf die neue Realität einzulassen als auch Schuld und Verantwortung zu tragen.

2. Der Migrationsakt selbst

Migration ist ein transitorischer Prozess, für den keine überlieferten Rituale vorgesehen sind. In den meisten Kulturen sind Migranten sich selber überlassen, um für diesen schmerzhaften Akt persönliche Rituale zu finden. Auch wenn der Migrationsakt vielfach nur kurz ist (wie etwa ein dreistündiger Flug), kann der transitorische Prozess emotional und sozial in vielen Fällen über längere Zeiträume andauern. Dies gilt, wenn Menschen vor Kriegen flüchten oder wenn sie in verschiedenen Ländern Zwischenstopps einlegen müssen oder in Unterkünften oder Internierungslagern leben ohne gesicherten Rechtsstatus. Ein derart protrahierter Prozess kann zur Ausbildung von starken Bindungen zwischen Menschen derselben Schicksalsgemeinschaft führen, die als Teile eines Netzwerks so bedeutsam werden können wie die Zurückgebliebenen daheim.

Ablauf und Stil des Migrationsaktes können beträchtlich variieren. Es gibt Familien, die alle Brücken abbrechen und die Migration als etwas Endgültiges und Unwiderrufliches erleben. Es gibt andere, die sich jahrelang versichern, dass sie „nur für eine Zeit" migrieren und dann zurückkehren, wie unwahrscheinlich dies auch sein mag. Andere planen Probephasen ein, um dann zwischen verschiedenen Ländern zu wählen. Einige Familien migrieren en bloc und ins Unbekannte, während andere das Feld im Voraus sorgfältig erkunden. Einige Familien kommen legal und haben damit Zugang zu den offiziellen Institutionen des Gastlandes, während andere illegal kommen, was Misstrauen auf beiden Seiten zur Folge hat.

3. Die Phase der Überkompensierung

Im Gegensatz zu landläufigen Meinungen sind die emotionalen Belastungen der Migration nicht während der ersten Wochen und Monate nach Ankunft am größten. In dieser Zeit kann eher ein Höchstmaß an Anpassung beobachtet werden, welche mit einer Aufteilung von Rollen verbunden ist. „Instrumentelle" und „affektive" Rollen dienen dazu, die Grundvoraussetzungen für Überleben und Anpassung in einer Umwelt und einer Kultur zu schaffen, die mehr oder weniger fremd sind.

In der Anfangszeit unmittelbar nach der Migration ist die Erfüllung der Basisbedürfnisse, welche das Überleben sichert, oberste Priorität. Es wundert daher nicht, dass Verdrängung oder Verleugnung von Unstimmigkeiten zwischen Erwartungen und Realität hier am ausgeprägtesten ist. Es ist häufig zu beobachten, dass Neuimmigranten eine besonders scharfe Beobachtungsgabe aufweisen, während ihre generelle Bewusstheit in Bezug auf Komplexitäten eher reduziert erscheint. Tatsächlich schaffen es die meisten Familien, über Monate einen relativ gut funktionierenden Anpassungs- und Akkulturationsprozess zu etablieren. Konflikte treten eher in den Hintergrund, allenfalls erscheinen familientypische Regeln und Stile ein wenig akzentuierter. Eine Bewältigungsstrategie, die dann gelegentlich gewählt wird, ist die kollektive Pflege des Mythos „Wir werden ja bald in unsere Heimat zurückkehren". Familien hängen dann in besonderer Weise an den Normen und Werten des Heimatlandes und weigern sich, sich auf die neue Welt einzulassen. Auch diese Strategie trägt nur eine begrenzte Zeit, bis die Träume und Sehnsüchte unter dem Druck der Realität zusammenbrechen, was dann heftige Krisen auslösen kann.

4. Die Phase der Dekompensation
Während dieser Zeit ist die Hauptanforderung für jüngst migrierte Familien, eine neue Realität zu gestalten und sowohl die Kontinuität der Familie zu erhalten als auch die Fähigkeit auszubilden, sich an die neue Umwelt anzupassen. Diese beiden Facetten des gleichen Ziels können miteinander konkurrieren und erfordern daher sinnvolle Kompromisse. Diesen Ausgleich zu schaffen ist heikel und schwierig, und die gemeinsame Aufgabe ist komplex und schmerzhaft, aber unausweichlich. Nicht selten schleicht sich dann die Krise durch den Nachwuchs in die Familie ein, denn Kinder passen sich der neuen Kultur und der neuen Sprache viel schneller an als Eltern, was zu Konflikten zwischen den Generationen führen kann.

Viele Familienregeln und -werte, die sich in der Heimat bewährt haben, können sich in einem neuen Land als weniger hilfreich herausstellen. Um sie zu ändern, muss man sich erst einmal auf schwierige und komplexe Regeln *über das Ändern von Regeln* einigen. Viele Menschen stehen mit der Migration erstmalig vor dieser Aufgabe. Die Auswirkungen sowohl der Stärken wie der Schwächen familiärer Bewältigungsmechanismen sind im Kontext einer fremden Kultur kumulativ und zeigen sich oft erst nach Monaten oder gar Jahren. Viele Familienregeln erweisen sich als durchaus hilfreich für beide Kulturen und bedürfen keiner Änderung. Andere aber durchlaufen Veränderungen, die Auswirkungen auf die Rollenverteilung und Normen für alle Familienmitglieder haben. Muster können auf Kosten einer mehr oder weniger großen Entfremdung von der außerfamiliären Welt erhalten werden – um des Zusammenhalts willen. Muster können aber auch auf Kosten des Zusammenhalts zu rasch geändert werden – um der Anpassung willen.

Es gibt viele Familien, denen es gelingt zu betrauern, was zurückgelassen werden musste, und die dies in eine neue Mischung von alten und neuen Regeln, Modellen und Gewohnheiten konstruktiv integrieren können. Für solche überwiegen die positiven Erfahrungen den Stress der Trennung, und sie kommen – oft erst nach einigen Jahren – gestärkt mit einer neuen individuellen und kollektiven Identität aus diesem Prozess heraus. In anderen Familien dagegen wird das, was in der Heimat zurückgelassen werden musste, zunehmend idealisiert (was die Anpassung erschwert) oder verleugnet (was die Trauer und die Verarbeitung des Verlustes erschwert). Innerfamiliäre Konflikte lassen die Familie oder einzelne Mitglieder dann Symptome entwickeln, weswegen sie psychosoziale Hilfe suchen. Dafür, dass aufgestauter Stress, Spannungen, Schmerz oder Konflikt ausgedrückt oder bewältigt werden können, bieten sich dann je nach Vulnerabilität sozial akzeptable und interaktionell recht machtvolle Muster an wie „somatische Beschwerden" oder „psychische Probleme" oder – bei Jugendlichen – weniger akzeptable wie „Delinquenz" oder „Sucht".

5. Die Phase der generationenübergreifenden Anpassungsprozesse

Familien vermitteln als wichtigstes Sozialisierungsmedium ja nicht nur die Normen und Gebräuche ihrer Kultur im Allgemeinen, sondern auch die ganz speziellen Stile, Sitten, Werte und Mythen, die die ganz eigene Familiensicht und -geschichte widerspiegeln. Es überrascht daher nicht, dass jede Verzögerung eines familiären Anpassungsprozesses offensichtlich wird, wenn eine neue Generation in dem Aufnahmeland nachwächst. Was auch immer von der ersten Generation vermieden wurde, wird in der nächsten wieder aktuell, meistens in Form eines Generationenkonflikts. Solche Konflikte drücken sich am krassesten in Familien aus, die in Ghettos leben, sei es aus eigenem Entschluss oder durch äußeren Zwang. Dort aufwachsende Migrantenkinder, die aktiv den Kontakt mit der weiteren Gesellschaft pflegen – durch die Schule, die Medien oder durch formellen und informellen Austausch auf unterschiedlichen Ebenen – neigen zu heftigeren Konflikten mit ihren Eltern, was Werte, Normen und Haltungen angeht. Alle Familien müssen sich Ablösungsprozessen stellen. Diese Konflikte spielen sich aber eher auf einer interkulturellen als auf einer innerfamiliären Ebene ab.

Teil II: Anwendungen

4. Herstellung von Verständigung mit und ohne Dolmetscher

In den Grundlagen zum systemischen Arbeiten haben wir schon auf die Bedeutung hingewiesen, welche die Herstellung von Kooperation für gute Beratung hat. Außer um die Bewältigung von Sprachbarrieren geht es bei Migranten einmal mehr darum, wie Verständigung in Fällen gelingen kann, in denen Menschen nach unterschiedlichen kulturellen Landkarten durch ihr Leben reisen. Wie wir in unserer Übersicht zur interkulturellen Arbeit gezeigt haben, stellen Gender-Fragen hierzu besondere Anforderungen.

„Die Grenzen meiner Sprache bedeuten die Grenzen meiner Welt" (Wittgenstein). Diese Erkenntnis wird von dem uns schon bekannten Konzept des sozialen Konstruktionismus wieder aufgenommen „Unsere Konstruktionen über uns selbst und die Wirklichkeit erlangen ihre Bedeutsamkeit dadurch, dass wir sie in unseren Beziehungen mit anderen benutzen." Sprache ist also nicht statisch.

> Eine Gesellschaft, welche der Monogamie verpflichtet ist, muss keine Begriffe erfinden, welche gleichzeitig die soziale Stellung und den Rang einer Erst-, Zweit- oder Drittfrau beschreiben. In der Wüste ist es unnötig, bildreiche Beschreibungen von üppig grünen Wäldern zu entwickeln. Erst im Zeitalter des Tourismus kann es eine Herausforderung werden, fremde Eindrücke mit der vertrauten Sprache zu beschreiben. Manchmal gelingt dies nicht, und so werden neue Begriffe wie etwa „Skyline" in die eigene Sprache aufgenommen.

Um die Grenzen der eigenen Welt zu erweitern und passierbar zu machen, müssen wir sowohl eine sprachliche wie eine kulturübergreifende Verständigung herstellen. Kommunikation kann sich schon zwischen Mitgliedern des gleichen Sprachraumes sehr komplex und schwierig gestalten. So fällt es den meisten Menschen schon schwer, persönliches Erleben in der eigenen Sprache für andere verstehbar zu formulieren. Wie soll dann Verständigung erst in einer fremden Sprache mit Menschen eines anderen kulturellen Hintergrundes gelingen? Noch dazu in Settings, in denen es um die Bewältigung von Stress- und Belastungssituationen geht? Andererseits kann auf Auslandsreisen vielfältig erlebt werden, dass Begegnungen gelingen können, auch wenn die sprachliche Verständigung nicht ausreichend ist. Denn Kommunikation beinhaltet mehr als nur die sprachliche Dimension. Im Ausland ist erfahrbar, dass wir die uns fremden Regeln des sozialen Zusammenlebens in einer fremden Kultur nicht beherrschen. Wenn aber Kooperation von beiden Seiten angestrebt wird, können Verstöße gegen soziale Regeln auch dem Fremdsein zugeschrieben und entweder höflich nicht kommentiert oder nachgesehen werden, und es können die Regeln rücksichtsvoll erklärt werden.

> Es ist in hohem Maße spannend, in der Kommunikation mit Menschen aus anderen Kulturen zu lernen, wie diese sich die Welt konstruieren.

Grundlage für das Gelingen beraterischer und therapeutischer Kommunikation ist die Verfügbarkeit von und Teilhabe an Sprache. In allen Fällen, wo sie nicht gegeben sind, hat sich weltweit der Einsatz von kulturkompetenten Dolmetschern bewährt, die sich nicht nur als Sprachmittler, sondern auch als Kulturmittler verstehen. Dieses Modell des *Community Interpreting* oder *Gemeindedolmetschens* hat sich in vielen Ländern bewährt und bestätigt unsere praktische Erfahrung, dass auch therapeutische Interventionen mit Hilfe von Dolmetschern ausreichend transportiert werden können. Damit dies gut gelingt, gilt es einige grundlegende Standards zu beachten.

Für diese Aufgabe geschulte Gemeindedolmetscher werden in einer großen Zahl von psychosozialen Diensten weltweit mit Erfolg routinemäßig eingesetzt; sie fungieren als Sprach- und Kulturmittler und dienen auch den Zwecken der Diagnostik, der Erklärung der Abläufe und Routinen der Dienste und der Führung beraterischer und therapeutischer Gespräche.

Das Vorgespräch ...
... findet zwischen dem Auftraggeber und dem Dolmetscher ohne Klienten statt; es umfasst:
- Mitteilung der Gesprächsziele
- Erklärung der Vorgeschichte
- Erklärung der Institution und ihrer Aufgaben
- Vereinbarung über die Dolmetschmethoden.

Das Übersetzungsgespräch:
- Begrüßung, Vorstellung der Gesprächspartner
- Erklärung der Rollen aller am Gespräch Beteiligten
- Festlegung der Regeln des Gesprächs
- Förderung des direkten Kontakts zwischen Auftragsgeber und Klient
- Vermeidung der direkten Ansprache und des Augenkontakts zwischen Dolmetscher und Klient
- Benutzen der direkten Rede (ich, Du, Sie)
- langsam, deutlich und natürlich in kurzen Sätzen sprechen
- Vermeiden von Slang, Dialekt oder Humor
- falls die Gesprächsregeln verloren gehen – das Gespräch unterbrechen und die Regeln erneut erklären
- das Besprochene gelegentlich zusammenfassen.

Das Nachgespräch ...
... findet zwischen dem Auftraggeber und dem Dolmetscher ohne Klienten statt; die Inhalte sind:
- auf Nachfrage kulturelle Hintergründe darstellen
- Entlastung von belastenden Emotionen
- Klärung von Formalien.

Tafel 1: Die grüne Karte des Dolmetschens im sozialen und medizinischen Bereich (nach Salman)

Julia (31 Jahre) ist kulturell geschulte Dolmetscherin für Russisch. Sie ist mit ihrer Familie im Alter von zwölf Jahren nach Deutschland gekommen. Nach einem Sprachkurs konnte sie ein Gymnasium für Russlanddeutsche besuchen. Sie hat ein gutes Abitur gemacht. Danach hat sie Psychologie studiert. Vor fünf Jahren hat sie von einer Freundin vom Dolmetscherservice erfahren und einen Trainingskurs absolviert, der nur Muttersprachlern und Muttersprachlerinnen offenstand.

Ihr neuester Auftrag kam von der Vermittlungsstelle des Dolmetscherdienstes. Es geht um ein Familiengespräch im Jugendamt. Julia erfuhr von der zuständigen Sozialarbeiterin, dass eine Frage des Umgangs zu klären sei. Die Mutter habe Angst, dass der getrennt lebende Vater den Sohn nach

Russland entführen könne. Julia hat schon öfter in solchen Situationen übersetzt und kann sich auf ein eher konfliktreiches Gespräch einstellen. Sie vereinbart mit der Sozialarbeiterin, dass sie zehn Minuten vor den Klienten erscheinen wird, um letzte Einzelheiten zu besprechen. Nachdem sie pünktlich erschienen ist, besprechen die Frauen die Sitzordnung. Hierbei erfährt Julia, dass der Vater, der sehr schlecht Deutsch spricht, mehrfach gewalttätig war. So entscheiden sie sich, dass Julia etwas hinter dem Mann sitzen wird und die Sozialarbeiterin und die Mutter sich gegenüber jeweils im rechten Winkel zum Vater platzieren werden. So scheint ihnen ein Kompromiss zwischen Sicherheit und Taktgefühl herstellbar zu sein. Auch hat Julia die Erfahrung gemacht, dass eine Position ein wenig im Hintergrund die beste Vorsorge dafür bietet, nicht selber Partei des Gesprächs zu werden. Sie weist die Sozialarbeiterin nachdrücklich darauf hin, dass die Gestaltung des Gesprächs in ihrer, der Sozialarbeiterin Verantwortung liege und dass sie auch den Mann zur Ordnung rufen müsse, falls er Drohungen äußern sollte. Sie selber werde nur dolmetschen.

Nachdem die Klienten erschienen sind, erklärt Julia dem Vater auf Russisch und der Mutter auf Deutsch ihre Rolle und Aufgabe als Dolmetscherin. Danach benennt die Sozialarbeiterin Sinn und Zweck des Gesprächs. Der Vater teilt Julia dann auf Russisch mit, wie sehr er „diese ganzen Frauen“ hasse, aber dass sie das nicht übersetzen solle. Sie erklärt ihm erneut die Regeln und kündigt an, derartige Mitteilungen beim nächsten Mal zu übersetzen. Das Gespräch verläuft dann geordnet, und es können auch Kompromisse ausgehandelt werden. Wie bei dieser Thematik zu erwarten, sprechen die beiden Partner gelegentlich auch recht aufgebracht. Julia muss viermal zu Verlangsamung auffordern, um gut dolmetschen zu können, was jedes Mal zur Beruhigung beiträgt. Nach der Verabschiedung der Klienten nimmt sich Julia noch zehn Minuten Zeit, um der Sozialarbeiterin einige Hintergründe der Geschichte der Russlanddeutschen und ihre damit zusammenhängenden Familientraditionen zu erklären. Die Sozialarbeiterin bedankt sich und meint, jetzt russlanddeutsche Familien etwas besser verstehen zu können.

Rolle

Dolmetscher sind Teil des beratenden Systems. Ihre Funktion ist es, als sprachvermittelndes Instrument der Professionellen zu fungieren. In Notfällen können Dolmetscher, die aus der Familie oder dem sozialen Umfeld des Klienten stammen, die einzige Möglichkeit sein, die zur Verfügung steht. Wegen unvermeidlicher Parteilichkeiten und

Loyalitäten sind Verwandte und Bekannte für Beratungen oder gar Therapien nicht geeignet. – Denn wer der Sprache mächtig ist, verfügt innerhalb eines Systems auch über Macht! – Sprachmächtige Onkel, Neffen, Freunde, Töchter, Bekannte und Kollegen sind als Mittler und Unterstützer gerne willkommen. Es hat sich aber bewährt, solche Mittlerfunktionen von Dolmetscherfunktionen zu trennen. Mittler können den Klienten Rückmeldung geben über die Qualität der Dolmetscher. Mittler können in einer Beratung ihre Sichtweise, Bewertung und Einschätzung in Bezug auf das beschriebene Problem als eine zu bedenkende Perspektive einbringen. Mittler können für alle Beteiligten nützliche Informationen weitergeben. Mittler können helfen, Vertrauen zu schaffen, besonders in Zwangskontexten, in denen die Klienten nur unter Vorbehalt an einer Beratung teilnehmen, wie in der Psychiatrie, Jugendhilfe sowie in Situationen, in denen „von Amts wegen" die Teilnahme gefordert wird.

Von Dolmetschern dagegen ist eine Distanz zu fordern. Das ist nicht immer leicht, da sie häufig eine ähnliche Migrationsgeschichte wie die Klienten haben. Es ist daher Aufgabe von Beratern, sie darin zu unterstützen. Gemeinsam zu verbringende Wartezeiten, gemeinsame An- oder Abreisen von Dolmetschern und Klienten sind daher zu vermeiden.

Ablauf

Zur Stärkung der Rolle der Dolmetscher und zur Betonung ihrer Zugehörigkeit zum Beratersystem haben sich Vorgespräche bewährt, insbesondere wenn man noch nicht zusammengearbeitet hat. Als nützlich hat es sich herausgestellt, die Vorgeschichte, den Sinn und Kontext eines Klientengesprächs und die Gesprächformen vorher zu klären. Es macht eben einen Unterschied, ob es um eine Erhebung harter Daten geht oder ob es auf eine gute Übersetzung des Ausdrucks von Gefühlen ankommt. Dolmetscher sollten informiert sein, wenn bei Verwendung bestimmter systemischer Frageformen entgegen sonstigen Höflichkeitsregeln jemand über das Verhalten einer anderen Person befragt wird oder zur Beziehung zu anderen Anwesenden.

Zu klären ist auch, ob simultan, also gleichzeitig, während die Dialogpartner sprechen, oder konsekutiv, also Abschnitt für Abschnitt, übersetzt wird. Bewährt hat sich in Beratung und Therapie eher Letzteres. Hierzu ist es aber erforderlich, dass sich Berater darauf einstellen, Pausen im Gesprächsfluss einzubauen und die Klienten ebenfalls dazu anzuhalten, damit nicht zu viel Information verlorengehen. Wer so auf Pausen achtet, erweist sich zugleich als souverän im Umgang mit dem Einsatz von Dolmetschern, was wiederum Vertrauen fördert.

Doch nicht nur in interkulturellen Kontexten hat sich eine Gesprächsführung als nützlich und hilfreich erwiesen, die Beziehungen zwischen kulturspezifischen Ideen, Bedeutungsgebungen, Regeln und Werthaltungen herstellt und nicht etwa vermeintlich objektive Befunde, Informationen oder Tatsachen erheben will. Dazu dann mehr im folgenden Methodenkapitel. Alles das sollten Dolmetscher in einem Vorgespräch erfahren, um sich nicht dazu einladen oder verführen zu lassen, im Gespräch nach der Wahrheit zu suchen oder die Klienten zu korrigieren, um eindeutiger übersetzen zu können. In psychosozialen Beratungen und in therapeutischen Gesprächen ist es unumgänglich, Unklarheit und Ambivalenzen deutlich werden zu lassen. Dolmetscher sollten im Vorgespräch darauf hingewiesen werden, dass es nicht angemessen ist, Klienten aufzufordern, sich endlich zu entscheiden, oder ihnen eigene Fragen zu stellen. Auch dann, wenn die Kommunikation sich holperig gestaltet, ist das eine notwendige Rückmeldung für den Berater. Gemeinsam können mit den Klienten Hypothesen über die möglichen Gründe ausgetauscht werden, welche vielleicht kulturell bedingt sein können. Nur wenn vorher die Rollen geklärt wurden, kann im Gespräch mit den Klienten darüber gesprochen werden und können mögliche Irritationen und Missverständnisse ausgeräumt werden.

Zu Beginn des Gesprächs selber ist eine ausführliche Vorstellung der Personen notwendig. Der Berater stellt sich selbst und seine Rolle und Aufgabe als Vertreter seiner Institution vor. Danach wird der Dolmetscher als derjenige für die Gesprächspartner eingeführt, der dabei hilft die Anliegen gut zu vertreten und zu einem guten Gesprächsergebnis zu kommen. Nützlich sind Angaben zur institutionellen Einbindung der Dolmetscher, zum eigentlichen Beruf und zur Herkunft. Gerade in der Beratung von Menschen aus Ländern mit ethnischen Konflikten bewährt es sich, gleich zu Beginn des Gesprächs klarzustellen, welcher ethnischen Gruppe der Dolmetscher angehört. Wenn es nicht möglich war, einen Dolmetscher aus der gleichen ethnischen Gruppe wie der des Klienten zu gewinnen, kann es auch eine wichtige Rolle spielen zu erfahren, wie lange der Dolmetscher (und seine Familie) schon in Deutschland lebt, um Vertrauen darein zu schaffen, dass er nicht etwa selbst an Übergriffen beteiligt war. Auch sollte immer am Anfang auf den zur Verfügung stehenden Zeitrahmen verwiesen werden. Wenn der Berater zum Gespräch eingeladen oder gar aufgefordert hat, sollte er dann auch Sinn und Zweck des Gespräches aus seiner Sicht darlegen. Ist das Gespräch von den Klienten erbeten worden, sollte zunächst nach ihren Anliegen und Zielen gefragt werden.

Diese ausführliche Einleitung mag Beratern mit knappem Terminkalender für ein Gespräch zu lang erscheinen. Unter dem Aspekt der Herstellung von Kooperation aber ist eine sorgfältige Einleitung des Gespräches quasi der Schmierstoff, mit dem das folgende Gespräch und vielleicht viele nachfolgende Gespräche eines längeren Beratungsprozesses in kooperativer Atmosphäre und damit auch wieder rascher über die Bühne gehen können.

Bedeutung von Gender im Einsatz von Dolmetschern

Es hat sich als nützlich erwiesen, die Bedeutung von Gender mit Dolmetschern anzusprechen. Bei einer Frau, die durch männliche Gewalt traumatisiert wurde, mit einer Dolmetscher*in* zu arbeiten schafft einfach eher Vertrauen. Sollte das nach reiflicher Prüfung nicht möglich sein und nur ein männlicher Übersetzer zur Verfügung stehen, finden wir es unfair, der Klientin die Beratung zu verweigern. Die Frage sollte dann eher lauten: Wie können Beratung und Therapie unter diesen Bedingungen möglichst gut gelingen? Genauso gut kann es für einen Mann aus einer anderen Kultur schwierig werden, mit einer Dolmetscherin und einer Sozialarbeiterin oder Ärztin seine Anliegen besprechen zu müssen. In beiden Fällen gilt es, Bedingungen, die nun einmal so sind, wie sie sind, ausführlich, respektvoll, anteilnehmend, aber auch ressourcenorientiert zu thematisieren und den Klienten die Kompetenz zuzutrauen, im Gespräch nur das anzusprechen, was unter diesen Umständen vertretbar erscheint. Gleichzeitig kann ein Angebot gemacht werden, Teammitglieder des passenden Geschlechts so bald als möglich in die Gespräche einzubeziehen, sozusagen als Garanten für die Wahrung der Gender-Grenzen. Menschen aus allen Kulturen respektieren respektvolle Autorität. Vielen gelingt es leichter, ein Gespräch auch dann mit einem Angehörigen des nicht so gut passenden Geschlechts zu führen, wenn die betreffende Person ganz deutlich macht, dass sie in ihrer *offiziellen* Rolle dabeisitzt.

Viele Ärztinnen, Therapeutinnen, Stations- und Gruppenleiterinnen führen mit männlichen Klienten gute kooperative Gespräche auch dann, wenn es um die Durchsetzung von Regeln geht, solange sie ihre Position und Rolle im jeweiligen Gesprächskontext deutlich machen. Viele Therapeuten, Sozialpädagogen und Familienhelfer können sehr vertrauensvoll mit weiblichen Klientinnen zusammenarbeiten, solange sie taktvoll sind, aufmerksam für subtile Signale und sich nicht scheuen, Gender-Unterschiede auch von sich aus anzusprechen.

Kulturmittler

Eine bedeutsame Funktion von kulturkompetenten Dolmetschern ist ihre Funktion als *Kulturmittler*. Wenn sie Muttersprachler sind, aber schon länger in unserem Land leben, kennen sie die Metaphern beider Sprachen und ihre jeweiligen Entsprechungen. Sie können helfen, kulturelle Fettnäpfchen zu vermeiden. Diese Rolle ist deutlich zu unterscheiden von den oben beschriebenen Mittlern aus der Familie.

Eine Dolmetscherin berichtete von einer Übersetzung zwischen Wirtschaftsbossen, in denen plötzlich eine Metapher benutzt wurde, durch die die Qualität eines der wesentlichen Industrieprodukte des Gastlandes in Frage gestellt wurde. Geistesgegenwärtig habe sie einen anderen Vergleich gewählt, wofür sich die Wirtschaftsdelegation am nächsten Tag bei ihr mit einem Blumenstrauß bedankt habe.

Klienten sprechen in einem ersten Gespräch kulturelle Hürden eher nicht an. Sie werden sich kaum trauen, gegenüber „vermeintlichen" Autoritätspersonen Themen auch nur zu benennen, welche als „schwierig" erlebt werden. Patientinnen legen ihre Gründe nicht offen, warum sie über intime körperliche Vorgänge nicht sprechen wollen. Wenn der Sinn des Gesprächs im Vorfeld geklärt wird, können kulturkompetente Dolmetscher auf derartige Umstände hinweisen. So kann dann proaktiv zum Thema „Gesprächshindernisse" mit der Patientin geklärt werden, was sie braucht, um ihr Anliegen vertreten zu können. Die Einladung von Dolmetschern zu Teambesprechungen, bei denen sie häufige kulturelle Muster erklären können, ist darüber hinaus ein ausgezeichnetes Mittel, die eigene Sprache zu disziplinieren und wertschätzend und respektvoll, also auch die Vorurteile reflektierend über Patienten aus fremden Kulturen zu sprechen, was wiederum einen guten Effekt für die Qualität der Beratungen und Behandlungen hat.

Setting

Wie wir von Arthur Kleinmann gelernt haben, können die Unterschiede der Grundannahmen bezüglich Sinn und Zweck der Einrichtung, des Settings und der Funktionen der darin tätigen Professionellen beträchtlich sein. Sie nehmen Einfluss auf die Gestaltung der Beziehung zwischen Professionellen, Behandlungsteam, Institution, Klienten und Angehörigen. Hypothesen darüber werden am besten als Fragen oder Annahmen in die Kommunikation eingebracht:

> „Ich weiß, dass das Gesundheitssystem in Ihrem Heimatland anders funktioniert als bei uns. Könnte es sein, dass Ihre Erfahrungen dort jetzt im Umgang mit uns eine Rolle spielen? Was würden Sie dort von uns als Fachleuten erwarten?"

Es ist nützlich, regelhaft Dolmetscher zur Diagnostik und zur Klärung von akuten Krisensituationen hinzuzuziehen, um mit Klientinnen, Angehörigen und Helfern sprachliche Verständigung über mögliche Auslöser von Krisen, über Sinn und Zweck von Behandlungsvorschlägen oder über die Regeln einer Beratungsstelle, eine Jugendhilfeeinrichtung oder eines Krankenhauses herzustellen und, wenn möglich, zu einem Konsens in der Einschätzung der Möglichkeiten und Ziele einer Beratung oder Therapie zu kommen. Dabei geht es vor allem um interkulturelle Verständigung.

5. Suchen nach Bedeutung

Wer sich in interkulturellen Kontexten bewegen will, wird nicht umhinkommen, Bereitschaft mitzubringen, sich mit fremden Wertvorstellungen auseinanderzusetzen. Ganz einfach:

> Die Welt konstruiert sich anders, wenn ich eine andere Wertebrille aufsetze. Menschen aus anderen Kulturen reisen nach anderen „innere Landkarten“ durch ihr Leben als wir.

Unter inneren Landkarten verstehen systemische Berater und Therapeuten die Wechselbeziehung zwischen Voranahmen, Ideen und Bedeutungsgebungen, nach denen Mitglieder eines Systems ihr Weltbild immer wieder neu kreieren, sowie zwischen den Regeln und Mustern, nach denen ihr soziales System funktioniert. Systemische Therapeuten interessieren sich für die innere Landkarte eines Patienten oder eines Therapiesystems und sie fragen nach den Erklärungen, welche die Einzelnen für das Auftreten und die Auswirkung des problematischen Verhaltens haben. Sie fragen nach der Bedeutung und Bewertung des problematischen Verhaltens innerhalb der Familie und der kulturellen Gruppe (normal, krank, zeitgemäß, altmodisch, zurückgeblieben, exotisch, verrückt, verhext usw.?). Sie fragen, wie darauf üblicherweise in dem beschriebenen kulturellen Bezugsrahmen reagiert wird.

Mit systemischen Konzepten ist zugleich eine Haltung des Nicht-von-vornherein-Wissens verbunden, die wie selbstverständlich auch eine Haltung der Neugier gegenüber den kulturellen Bedingtheiten ermöglicht. Die diesen Gedanken und Erklärungen zu Grunde liegenden Prämissen können mit einem systemischen Fragenrepertoire in die Kommunikation eingebracht werden. Nützlich erwiesen haben sich Fragen, die es Therapeuten ermöglichen, sich bei Menschen mit fremdem kulturellem Hintergrund als Experten ihrer selbst, ihrer Familie, Gesellschaft und Kultur kundig zu machen: kundig über kulturell bedingte Wertvorstellungen, ihre Ansichten und Haltungen betreffend das Leben und den Tod, über persönliche und familiäre Entwicklungsphasen, über religiöse Fragen, über Krankheit und Gesundheit.

Leitfragen zum Kontext von Migration und kulturellen Weltbildern

Die Situation der Familie vor der Migration:

- Wer traf die Entscheidung zur Migration?
- Unter welchen wirtschaftlichen, politischen, familiären Umständen?
- Wer war am ehesten einverstanden mit dieser Entscheidung, wer am wenigsten?
- Welche anderen Entscheidungsoptionen hätten bestanden?

Zur Situation der Kinder:

- Sind alle Kinder mitgereist?
- Welches Kind durfte oder musste mit nach Deutschland – und warum gerade dieses?
- Welches wurde zurückgelassen – und durch welche Umstände begründet sich das?
- Wie sehen die Großeltern diese Entscheidung?
- Gibt es in der Familie „Pendelkinder“, die zwischen der Herkunftsgesellschaft und dem jetzigen Lebensmittelpunkt wandern?
- Welches Kind kommt am besten mit der Schulsituation zurecht?
- Wie erreicht es das?
- Wird eine Berufsausbildung in Deutschland Einfluss auf die Wahrscheinlichkeit einer Rückkehr ins Heimatland haben – und in welcher Weise?
- Wer vermutet, dass eine deutsche Berufsausbildung Einfluss auf die Partnerwahl haben wird? Wie werden Vater, Mutter, Großeltern, andere Familienangehörige sich dazu stellen?

Zur Familienstruktur:

- Wer trifft in welchen Lebens- und Alltagsbereichen die Entscheidungen?
- Wie werden anstehende Entscheidungen gemeinsam besprochen?
- Welche Einflussmöglichkeiten hat der Partner bei kontroversen Entscheidungen?

- Formelle? Informelle?
- Wo und bei wem findet er oder sie Unterstützung?
- Unterstützen die Männer in der Familie eher die Männer und die Frauen eher die Frauen? Welche Veränderungen der Macht- und Entscheidungsstrukturen in der Familie haben sich im Vergleich zur Zeit vor der Migration entwickelt?

Fragen zum Problem, das in die Therapie oder Beratung geführt hat:

- Wie erklärt sich wer (die anwesenden Familienmitglieder, Verwandte in der alten Heimat, Problemangehörige in Deutschland, der behandelnde Arzt, der Heilkundige der eigenen Tradition etc.) das Problem?
- Wer reagiert als Erstes, wenn der Patient das symptomatische Verhalten zeigt – und in welcher Weise?
- Welche Unterschiede gibt es in den Erklärungsmodellen: Wer erklärt das Problem eher pädagogisch, medizinisch, magisch, biologisch, traumatisch, religiös etc.?
- Welche Konsequenzen hätten die Erklärungen auf der Handlungsebene?

Zu den Ressourcen:

- Wer gehört zum unterstützenden System aus dem eigenen kulturellen Verbund?
- Welche Beispiele gibt es im Verwandten- und Freundeskreis für besonders gut gelungene Migration?
- Wie sehen diese aus in Bezug auf Anpassung, Assimilation, Bewahrung der Herkunftskultur? Wie will man es eher nicht machen?
- Wie würde das Problem gelöst werden, wenn die Familie in der alten Heimat leben würde?

Hypothetische Fragen:

- Was würde passieren, wenn sich das Problem verstärken würde?
- Wer wird das als Erster merken – und woran?
- Welchen Einfluss hätte das auf die Frage, ob die Familie in die Heimat zurückkehren würde? Würde die Familie unter diesen

Umständen eher als erfolgreich oder eher als gescheitert gelten?
- Angenommen, das Problem verschwindet plötzlich: Wie werden die Lebensumstände der einzelnen Familienmitglieder dann aussehen?
- Wo würde die Familie dann leben? – Eher zusammen oder eher getrennt?
- Wie könnte die Möglichkeit, dies phasenweise unterschiedlich zu handhaben, aussehen? Wie würden dann Besuche untereinander gestaltet werden?
- Würde es unter solchen Bedingungen eher familiäre Bindungen mit Mitgliedern der anderen Gesellschaft geben – oder hätte das keinen Einfluss?
- Wie wird die Situation der Familie in fünf Jahren konkret aussehen?

Bei bikulturellen Paaren:
Bei bikulturellen Paaren ist es sinnvoll, die Aufmerksamkeit auch auf die Integration der unterschiedlichen kulturellen Wurzeln im Alltag der Familie zu richten:
- Aus welcher der beiden Heimatländer kommt die überwiegende Esskultur der Familie? Wie hat die Familie sich dazu entschieden?
- Wie sieht die Wohnungseinrichtung aus – und wie ist diese Entscheidung zustande gekommen?
- Welche Jahresfeste und religiösen Feste werden in der Familie begangen?
- Welche Sprache wird im Alltag, welche in der Intimität des Paares gesprochen?
- Welche Sprachen haben die Kinder erlernt?
- Wie ist es dazu gekommen?
- Wie gelingt es den Elternteilen, den Kindern ihren kulturellen Hintergrund zu zeigen (Erzählungen, Märchen, Lieder, Besuche in der Heimat etc.)?
- Wie werden die Kinder die Unterschiedlichkeit ihrer Wurzeln als Ressource in ihr Leben integrieren?

- Welche der Aspekte der jeweiligen elterlichen kulturellen Zugehörigkeit werden sie übernehmen, welche eher ablehnen?
- Aus welcher kulturellen Gesellschaft werden sie sich wahrscheinlich ihre Partner suchen?

Damit sie wirksam sind, empfiehlt es sich für Berater, den Anliegen der Klienten einen wertschätzenden Gesprächsrahmen zu geben. So kann es überraschen und neue Denkanstöße auslösen, wenn aus der hiesigen Kultur heraus auch die Sichtweisen der weiblichen Familienmitglieder oder der Kinder erfragt und ihre Bedeutung reflektiert werden. Ein Ziel professioneller Qualifizierung sollte es sein, eine Perspektive anteilnehmender Neugier und engagierter Neutralität auch gegenüber Werthaltungen zu entwickeln, die den eigenen widersprechen. Davon profitieren sowohl die Angehörigen unseres eigenen wie auch die eines fremden kulturellen Bezugsrahmens. Neutralität im Sinne Cecchins beschreibt eine professionelle Methode, sich neugierig zu zeigen und die persönlichen oder kulturellen Beweggründe zu verstehen zu versuchen, die zu bestimmten Einstellungen oder Haltungen führen.

Gerade bei Werthaltungen, die sich von unseren stark unterscheiden und in unserem Land kontrovers diskutiert werden, bedarf diese Neutralität einer hohen Aufmerksamkeit. Es hat sich als nützlich erwiesen, gemeinsam darüber nachzudenken, welche Konsequenzen es hat, als Migrant in diesem Land eine so andere Haltung zu bestimmten zwischenmenschlichen Regeln einzunehmen als die hierzulande gültigen – im Extremfall sogar eine gesetzwidrige.

Was bedeutet es:
- Schläge als Erziehungsmittel einzusetzen?
- Töchter notfalls auch gegen ihren Willen zu verheiraten?
- Kinder zu bestimmten Unterrichtsstunden nicht zuzulassen?
- Mädchen zu beschneiden?

Für Berater hat es sich bewährt, im unmittelbaren Kontakt mit den Klienten möglichst neutrale Beschreibungen zu wählen: „rituelle" oder „traditionelle Beschneidung" statt „sexuelle Verstümmelung", „arrangierte Ehe" statt „Zwangsverheiratung", „schlagen" statt

„misshandeln". Wenn es gelingt, unabhängig von der eigenen Einstellung die Bedeutung, welche die Klienten einem Sachverhalt beimessen, respektvoll anzunehmen, sind die Chancen größer, mit der Familie reflektieren zu können, welche Auswirkungen ihr Verhalten auf ihre Integration hat. Wenn es gelingt, wohlwollend zu unterstellen, dass es bei einer arrangierten Ehe darum geht, sich in der sozialen Herkunftsgruppe nicht zu isolieren und der Tochter nicht die Heiratschancen zu verderben, ist es leichter, gemeinsam zu überlegen, welches Unglück durch welche Entscheidungen mehr oder weniger wahrscheinlich ist und wie der Erfolg der Integration der Tochter und der ganzen Familie in diese Gesellschaft davon beeinflusst würde.

Berater und Therapeuten müssen als Menschen, als Personen, als politische Mitbürger dieses Landes fremde Wertvorstellungen nicht teilen. Sie dürfen durchaus deutlich machen, dass es ihnen schwerfällt, sich in fremde Denkweise hineinzuversetzen. Sie sollten immer aber auch deutlich machen, dass sie den Klienten oder ihrem Patienten aus seiner Kultur heraus positive Gründe für sein Handeln unterstellen und dass sie diese kennenlernen möchten.

In Therapie und Beratung hat systemisches Denken den Weg vom „Behandeln" zum „Verhandeln" geebnet und erweitert – über Behandlungsmöglichkeiten und -konsequenzen, z. B. Sinn und Nutzen von Beratungsgesprächen, von Medikamentenstrategien, Psychotherapie, Familientherapie und Rehabilitation. Das hat Ideen davon, wie „die richtige" Behandlung auszusehen hat, verändert. Viele Wege führen nach Rom: Es sind daher vielfältige Möglichkeiten anzubieten, Alternativen offenzuhalten und eine gute Balance zwischen Veränderungsanliegen und Veränderungsmöglichkeiten sowie dem Streben nach Nichtveränderung zu finden.

6. Methoden

Hier werden Methoden beschrieben, die eine breite Anwendung in systemischer Beratung und Therapie gefunden haben und sich in der interkulturellen Arbeit als besonders nützlich herausgestellt haben.

Hypothesenbildung

Die systemische Praxis hat im Laufe der letzten Jahrzehnte ein ausgefeiltes Repertoire an Interviewtechniken entwickelt. Als besonders nützlich haben sich aber auch Vorgehensweisen erwiesen, welche nicht nur auf sprachlichem Wege Problembeschreibungen sichtbar machen und mit Lösungen experimentieren. Wir möchten deshalb in komprimierter Form die systemische Hypothesenbildung, das systemische Fragen mit Ziel- und Auftragsklärung, die lösungsorientierte Gesprächsführung, die darstellende Arbeit mit Genogrammen, Landkarten und Fotos sowie die szenische Arbeit mit dem Familienbrett vorstellen.

Alle Beratungs- und Therapieprozesse spielen sich auf der Grundlage von mehr oder weniger wissenschaftlich begründeten Hypothesen ab, die sich herleiten aus theoretischen Konzepten, Erklärungs-, Störung- und Krankheitsmodellen sowie den persönlichen und professionellen Konzepten der Handelnden innerhalb ihres eigenen kulturellen Kontextes. Wie überall sonst gilt dies auch für transkulturell und ethnomedizinisch begründete Hypothesen. Solchen Hypothesen wird leicht „Wahrheit“ unterstellt. Sie nehmen für sich in Anspruch, zu wissen, wie „es wirklich“ ist. *Systemische Hypothesen* hingegen dienen der Verflüssigung von Zuschreibungen und Erklärungen. Sie bieten alternative Beschreibungen an, die nicht für sich in Anspruch nehmen, „richtig“ zu sein. Sie dienen nicht der „Wahrheitsfindung“ oder der „Festlegung der Wahrheit“.

> In den unterschiedlichen Kulturen wird „Verrücktheit“ unterschiedlich erklärt – als Verhexung, Besessenheit, als Folge von „bösem Blick“ oder von Störungen im Hirnstoffwechsel. „Stim-

menhören" kann ein Zeichen von Krankheit sein, welche möglicherweise mit Exkommunikation aus der sozialen Gruppe beantwortet wird. „Stimmenhören" kann aber auch als Zeichen göttlicher Gnade und göttlichen Auserwähltseins angesehen werden und würde dann eher zu Respektsbekundungen führen.

Systemische Hypothesen zielen auf Beziehungen. Sie nehmen die Vielfalt möglicher Funktionen von Symptomen im Kontext dieser Beziehungen in den Blick. Sie interpretieren nicht und deuten nicht, sondern dienen als Leitradar für weitere Fragen. Systemische Hypothesen berücksichtigen den unterschiedlichen kulturellen Kontext, in dem das Verhalten eine unterschiedliche Bedeutung haben kann. Sie beziehen sich auf mögliche Bedeutungen von Symptomen und Verhalten innerhalb des Migrationsprozesses von Klienten und ihren Familien und auf die Auswirkungen unterschiedlicher Weltbilder. Ihre Verifizierung oder Falsifizierung ergibt sich daraus, ob sie für die Klienten Sinn ergeben oder nicht. Systemische Hypothesen sind besonders brauchbar, wenn sie positiv konnotiert sind, also wohlmeinende Unterstellungen beinhalten. Solche können eher akzeptiert werden als negative Bewertungen. Sie sind nicht an wissenschaftlichen oder religiösen Konsens gebunden. Jede abweichende, ungewöhnliche, quergedachte oder absurd erscheinende Hypothese ist im bunten Strauß systemischer Hypothesen willkommen und nützlich – als Leitradar beim Navigieren durch das therapeutische System.

Ein junger Mann aus einer patriarchalischen Kultur verhielt sich seiner Mutter und seinen Schwestern gegenüber als Familientyrann. Er drangsalierte die Schwestern und ließ sich von der Mutter wie ein Kleinkind versorgen; er ließ sich im Bett füttern, sich alle Gegenstände des täglichen Bedarfs herantragen und von der Mutter waschen. Die älteren Schwestern reagierten eifersüchtig und genervt. Der Vater war verstorben, als der Sohn zwölf Jahre alt war. Es wurde eine psychiatrische Diagnose im Sinne einer Hebephrenie erstellt. Für die Familie aber hatte die Hypothese viel mehr Sinn, dass er nach dem Tode des Vaters versuchte, als einziger Sohn die männliche Autorität zu verkörpern und seiner Mutter eine Aufgabe zu geben, um ihr über die Trauer nach dem Tod des Vaters hinwegzuhelfen. Eine weitere Hypothese war, dass er mit seinem Verhalten, welches die Aufmerksamkeit der Mutter band, seinen Schwestern ein ungestörtes Aufwachsen in der hiesigen Kultur ermöglichte, so dass sie sich früh aus der Familie lösen und sich zu unabhängigen, beruflich erfolgreichen junge Frauen entwickeln konnten.

Aus Gründen der Übersichtlichkeit stellen wir hier die Hypothesenbildung und das Herstellen von Zirkularität durch systemisches Fragen getrennt dar, auch wenn beides im Beratungsgespräch gleichzeitig abläuft. Hypothetisieren, also in diesem Sinne Hypothesen erfinden, ist ein ständiger Prozess im Hin und Her der Fragen und Antworten während des therapeutischen Gesprächs. Dieser Gesprächsfluss zielt auf Verknüpfungen von Denken, Fühlen und Handeln. Der Berater lässt sich von den Antworten in zirkulärer Weise zu neuen hypothetischen Fragen leiten und strukturiert damit aktiv das Therapie- oder Beratungsgespräch.

Zirkuläres Fragen

Das Mailänder Familientherapieteam um Selvini Palazzoli, Boscolo und Cecchin entwickelte eine fragende Haltung in der Gesprächsführung, welche besonders geeignet ist, gleichzeitig Informationen zu gewinnen und zu geben. Dieses Vorgehen wird „zirkuläres Fragen" genannt. Die zirkulären Fragen haben Neuigkeitswert. Sie suchen zugeschriebene Eigenschaften und Rollen zu verflüssigen. Sie bewirken Umdeutungen des bisher Gedachten. Sie erfragen die innere Landkarte, sie beleuchten Beziehungsmuster und fragen insbesondere, wann und durch welche Ereignisse die Beziehungen eine Veränderung erfahren haben. Sie lenken die Aufmerksamkeit auf die Entwicklungsmöglichkeiten und die Ressourcen statt auf Defizite und Pathologie. Sie führen hypothetisch neue Wahlmöglichkeiten ein und entwerfen ein neues Zukunftsbild. In interkultureller Therapie und Beratung fokussieren sie zusätzlich auch auf den Migrationsprozess und die kulturellen Unterschiede. Diese Fokussierung ermöglicht es, die Geschichte und den Kontext der Migration bei der Formulierung der Ziele der Therapie bzw. Beratung mit einzubeziehen und zudem die familiären Interaktionsmuster und Regeln, welche allen Kulturen gemeinsam sind, auch unter dem Aspekt kultureller Unterschiede zu betrachten. Jede zirkuläre Frage ist zugleich eine wirksame therapeutische Intervention. Solche den Migrationskontext berücksichtigenden zirkulären Fragen bauen Brücken zwischen den Kulturen, über die sich Berater und Klienten verschiedener Kulturen begegnen können. Fritz B. Simon merkt hierzu an, dass der Therapeut nicht nur wissen muss, „was er wissen will, sondern (er muss) auch wissen, welche Ideen er streuen oder lieber nicht streuen möchte". Besonders nützlich in interkultureller Beratung sind hypothetische Zukunftsfragen, mit denen sich im therapeutischen Gespräch spielerisch arbeiten lässt.

> Wie werden Sie Ihrer Tochter über die Umstände Ihrer Flucht aus der Heimat berichten, wenn sie älter geworden ist? Werden Sie ihr andere Dinge erzählen als Ihrem Sohn? Was werden Sie auf jeden Fall weglassen? ... Was werden Sie in 20 Jahren Ihren Enkelkindern über diese Anfangsjahre in Deutschland erzählen? Wenn ich Sie dann fragen könnte, wie Sie es ermöglicht haben werden, dass Ihre Kinder hier eine gute Ausbildung machen konnten und sich in diesem Lande gut zurechtfinden konnten, was würden Sie mir antworten? Was werden Sie mir in 20 Jahren darüber erzählen können, wie Ihre Enkelkinder in diesem Lande leben? Welches Kind wird am ehesten Ihre Entscheidung, in dieses Land zu kommen, kritisieren? Welches wird Sie am ehesten darin beglückwünschen, dass Sie zum Wohle der Familie sich zu diesem Schritt entschlossen haben? Werden Sie unter sich geblieben sein, oder wird es beispielsweise Mischehen in Ihrer Familie geben?

Systemische Fragen dieser Art implizieren, dass die derzeitige schwierige Lebenssituation bewältigt werden kann. Es entstehen optimistische, neue Perspektiven, welche vielfältige positive Zukunftsbilder anstoßen. Klienten und ihre Familien können, angeregt durch derartige Fragen, neue, kompetenzstärkende Narrative (er)finden, die zu neuen Lösungen führen können. Leidvolle Erfahrungen von Migration, Flucht, Verlust, Trauer, Kulturschock, Rassismus und Diskriminierung können auf diese Weise neu bewertet werden. Um mit Max Frisch zu sprechen: „Jeder Mensch erfindet sich früher oder später eine Geschichte, die er für sein Leben hält ... oder eine ganze Reihe von Geschichten." Zirkularität, erzeugt durch zirkuläres Fragen, stellt sich auf diese Weise nicht nur her zwischen dem Therapeuten- und dem Klientensystem, sondern auch zwischen den Systemmitgliedern untereinander, was neue Sichtweisen eröffnet. Zirkularität erweitert also den Denk- und Handlungsspielraum und bietet gute Möglichkeiten, andere kulturelle Sichtweisen einzuführen.

Genogramm

Um eine gemeinsame Orientierung zu fördern, zeichnen die Berater zusammen mit ihren Klienten Genogramme. Wie sieht so etwas aus? Ausgehend von der Herkunftsfamilie des Klienten, der vor einem sitzt, umfasst ein Genogramm mindestens drei Generationen. Männliche Personen werden durch ein Quadrat, weibliche durch einen Kreis symbolisiert.

In das Bild werden Namen, Alter, Wohnorte, Berufe, Partnerschaften, Eheschließungen sowie Scheidungen und Todesfälle eingetragen. Außerdem können schwere Krankheiten, Symptome, Todesursachen sowie Streitthemen (z. B. Erbschaftsstreit) vermerkt werden. Die Personen können mit wenigen Adjektiven charakterisiert werden, auch die vorherrschende Stimmung in dem betreffenden Zweig der Familie kann benannt werden. Es kann eingezeichnet werden, wer mit wem unter einem Dach oder in einem anderen sozialen Nahraum lebt (Hof, Dorf, Wohngemeinschaft, Heim).

Interessant sind die Familienteile, über die nichts oder erstaunlich wenig bekannt ist. Wie erklären sich die anwesenden Familienmitglieder, dass über die Großmutter so wenig bekannt ist? Wie findet es die in Griechenland lebende Schwester, dass die Mutter nach ihrer Verwitwung eine Partnerschaft ohne Heirat eingegangen ist? Ist sie eher skeptisch oder ganz einverstanden? Hat der Großvater schon während der Schulzeit seiner Kinder vermehrt getrunken oder erst später, als sie schon aus dem Haus waren? Welche Ereignisse werden mit dem Mantel der Verschwiegenheit bedeckt?

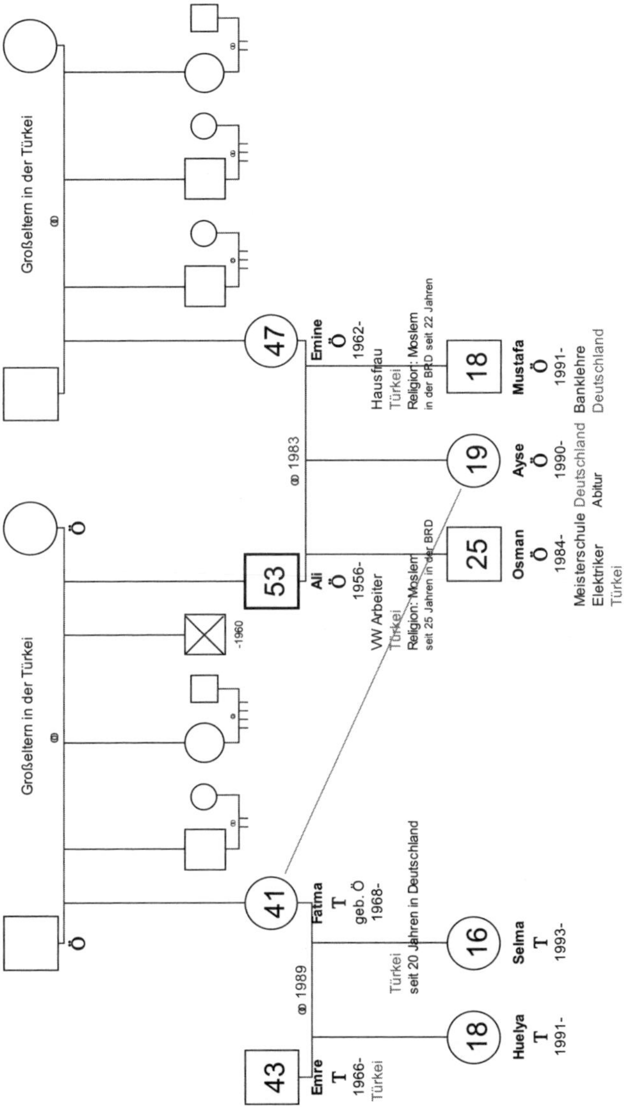

Abb. 2: Das Genogramm (Familie Ö.)

Angeregt durch die neugierigen Fragen des Therapeuten, werden schon beim Erstellen des Genogramms viele Geschichten erzählt, beispielsweise Anekdoten, die beim Erzählen in einem neuen Licht erscheinen, oder Geschichten, welche die Ehepartner bisher gar nicht voneinander kannten. Dabei ist es weniger von Bedeutung, dass wir als Therapeuten Neues erfahren – obwohl das sehr spannend sein kann: Hören wir doch, wie vermutlich die meisten Therapeuten, liebend gerne Geschichten über und von Menschen. Bedeutsamer ist es aber, dass die Familienmitglieder selbst voneinander neue Informationen erhalten, verpackt in Geschichten, in narrativen Traditionen. Wie Arist von Schlippe und Jochen Schweitzer meinen: „Wirklichkeit besteht aus nichts anderem als Geschichten: darüber sprechen Menschen miteinander ..."

In der Arbeit mit Migranten fördert das gemeinsame Erstellen eines Genogramms die Wiedererstehung der inneren Bilder der Familie und der Heimat, der man angehört. Die grafische Darstellung des Genogramms kann genutzt werden für zirkuläre Fragen nach den Beziehungen innerhalb des Familiensystems. Es kann erweitert werden um wichtige soziale Bezugspersonen. Es kann gemeinsam nach vorhandenen Ressourcen wie z. B. Modellen der Problembewältigung gefragt werden. Der Therapeut kann durch Fragen dazu anregen, Geschichten neu zu erzählen, Sitten und Gebräuche in *dieser* Familie in *dieser* Kultur darzulegen. Häufig erfahren Kinder, die das Heimatland nicht so gut kennen, bei der Konstruktion des Genogramms viele neue Informationen über ihre Familie, die Heimat und die Familiengeschichte. Ehepartner erfahren ebenfalls Neues über die Familie des Partners, die z. B. Traditionen in ganz anderem Licht erscheinen lassen können. Therapeuten können fragen, wie dargestellte Bezugspersonen die jetzige Situation bewerten würden, wozu sie raten würden. Die inneren Bilder toter Angehöriger können im Gespräch wiedererstehen und die Toten in ihrer Bedeutung Wertschätzung erfahren. Viele Patienten und ihre Familien wünschen sich eine Kopie ihres Genogramms, um sich auch später damit beschäftigen zu können.

Systemische Therapeuten regen Patienten zu der Erfindung einer neuen, im aktuellen Lebenskontext passenden und nützlichen Lebenserzählung an, denn neben den vielen positiven Entwicklungschancen sind einige Aspekte von Migration zunächst mit Verlust assoziiert: mit dem Verlust von Heimat, von Familie und von wichtigen Bezugspersonen. Migration bringt häufig auch den Verlust von vertrauten sozialen Rollen und sozialem Status mit sich. Naturgemäß führen die mit Verlusten verbundenen Erfahrungen eher als die mit Gewinn verbundenen Erfahrungen in eine Therapie.

„Wer gehört noch zu Ihnen dazu?" Diese einfache Frage macht deutlich, dass jemand auch in der Fremde nicht allein ist, dass er sich nicht im luftleeren Raum befindet, sondern immer mit den ihm zugehörigen Menschen verbunden bleibt und von den Therapeuten gesehen wird als Teil einer Ganzheit – seiner Familie, seiner Sippe, seines Volkes, seiner Kultur. „Sie mögen zwar allein in diesem Land sein, aber wen müsste ich mit einbeziehen in unsere Überlegungen, in unsere Gespräche?"

Visualisierung durch Fotos und Landkarten

Fotos können im weiteren Therapieverlauf das Genogramm illustrieren und die inneren Bilder der Patienten auf besondere Weise beleben. Bei Flüchtlingen erlauben die Umstände der Flucht oft nicht, Fotos und andere Andenken mitzunehmen. Das Interesse des therapeutischen Teams an Fotos ermöglicht nach oft langer Zeit der Vermeidung, bei Familienangehörigen nach Bildern nachzufragen und sich vielleicht welche schicken zu lassen. Andere Klienten trauen sich erst unter therapeutischer Anregung, die Bilder aus der alten Heimat wieder einmal anzuschauen.

Im Falle einer wegen des Bürgerkriegs geflüchteten Frau aus Bosnien hatten die wegen der Suche nach Arbeit schon vor Jahren ausgewanderten Angehörigen Fotos aus ihrer Heimat gesammelt und der Familie auf Nachfragen der Patientin einige davon zur Verfügung gestellt. Das gemeinsame Betrachten der Fotos, die Erklärungen und Geschichten dazu ließen das Bild einer lebensfrohen Frau inmitten einer kraftvollen, lebendigen, solidarischen und sozial sehr angesehenen Familie entstehen. Diese Bilder ergänzten das Bild der Person, die jetzt nicht mehr nur eine traumatisierte, verhärmte und verarmte Flüchtlingsfrau war, sondern deren sozialer und ökonomischer Hintergrund deutlich wurde und gewürdigt werden konnte. Diese Wertschätzung seitens der Therapeuten ermöglichte eine vertrauensvolle therapeutische Beziehung, in der dann bald auch über Trauma, Scham und Verletzungen, über Ehrverlust, politische Unsicherheit, Zorn und Unverständnis bezüglich der Entscheidungen der hiesigen Ausländerbehörde sowie über die Rolle der Therapeuten, die ja auch Angehörige dieses Staates waren, gesprochen werden konnte.

Anregend ist auch die Einbeziehung von Landkarten, auf denen die Heimatregion und beispielsweise die Route der Migration gezeigt werden kann. Die Bewältigung von Trauer, Ohnmacht und Gefühlen von Hilflosigkeit wird auf diese Weise gefördert, und die Migration kann neu beleuchtet werden.

Konstruktivistisches Visualisieren auf dem Familienbrett

In der systemischen Einzelarbeit mit Menschen aus anderen Kulturen hat sich bei mir (C. O.) auch die therapeutische Arbeit mit dem Familienbrett bewährt. Eine etwa 60 mal 60 Zentimeter große Holzplatte hat eine etwa 6 Zentimeter vom Rand entfernte, ein inneres Quadrat einfassende Begrenzung. Zum Familienbrett gehören eine Vielzahl runder und eckiger Holzfiguren in drei verschiedenen Größen. Hiermit können Familienmitglieder symbolisiert und Familiensysteme aufgestellt werden, ebenso der dazugehörige soziale Kontext. Es können Entfernungen dargestellt werden, es kann aber auch deutlich gemacht werden, wer wen im Blick hat und wer eher abgewendet ist. Zusätzlich kann das jeweilige Problem personalisiert werden. Die Skulptur auf dem Familienbrett kann innere und äußere Systeme erfassen: beispielsweise Symptome wie Angst, Sucht oder Depression. Aber auch Sorgen, Trauer, Ungewissheit, Ambivalenz etc. können dargestellt werden, ebenso affektive Systeme wie die Relationen zwischen Trauer, Angst, Schmerz, Freude, Glück, Wohlbefinden. Etwas Belastendes wie etwa die Sorge um ein erkranktes Familienmitglied kann z. B. auch auf dem Haupt einer Figur abgeladen werden. Ein alles überragendes Problem kann viel höher aufgestapelt werden als die anderen. Zu den inneren Systemen gehören auch Vergangenheit und Zukunftserwartungen sowie ambivalente Entscheidungsoptionen. Dazugestellte Ressourcen erleichtern das Experimentieren mit der Skulptur auf der Suche nach Lösungen. Ich habe die Erfahrung gemacht, dass die geschaffenen Skulpturen als höchst bedeutsam erlebt werden, dass die Figuren personalisiert werden und in den Erfahrungsschatz aufgenommen werden können.

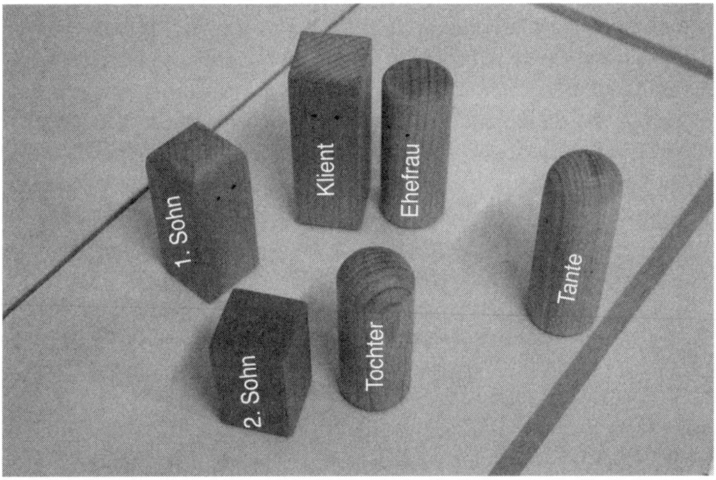

Abb. 3: Das Familienbrett (Familie Ö.)

Die auf dem Familienbrett erstellten Skulpturen sind Momentaufnahmen, die zum Experimentieren mit unterschiedlichen Lösungen einladen. Sie können während des Beratungsprozesses wiederholt werden und lassen die Entwicklung der Patienten in dieser Zeit plastisch werden.

Lösungsorientierung

Es kann aber nicht nur dabei bleiben, Beschreibungen aufzulockern. Wir brauchen auch ein Repertoire, das dazu taugt, konkrete Veränderungen zu fördern. Für uns hat sich dazu ein lösungsorientiertes Vorgehen bewährt.

Was ist Lösungsorientierung?

Lösungsorientierung ist ein systemischer Ansatz, der konsequent darauf ausgerichtet ist, Problemtrancen in Lösungstrancen zu verwandeln. Schon die Erstbeschreiber Insoo Kim Berg und Steve de Shazer weisen darauf hin, dass es sich hierbei in erster Linie eine Haltung handelt und die entsprechenden Fragen zur Umsetzung dienen. So bemisst sich auch der Erfolg lösungsorientierter Arbeit nicht so sehr nach den unmittelbar beobachtbaren Effekten. Viel wichtiger ist es, beraterische Gespräche so zu führen, dass eine Atmosphäre geschaffen wird, die die Klienten ermutigt, für sich passende Lösungen zu suchen und zu finden. Ganz konkret bedeutet das, für Menschen, die als Beratungsuchende in Problembeschreibungen gefangen sind, eine Lösungstrance herzustellen.

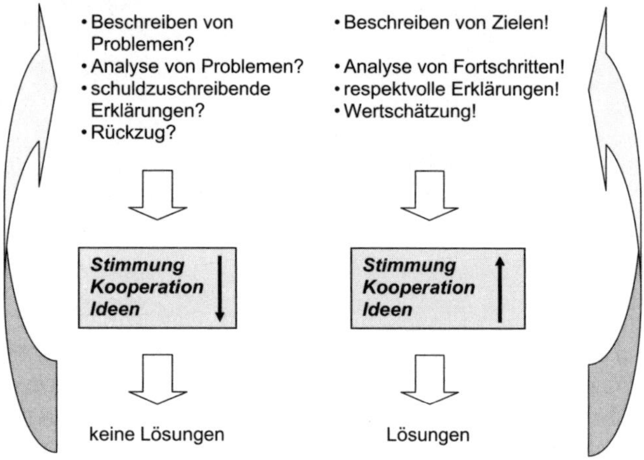

Tafel 2: Von der Problemtrance zur Lösungstrance (nach Furman)

Dieser aus der Hypnotherapie stammende Ansatz orientiert sich an wenigen Grundannahmen:

- Sich konsequent auf das Positive, auf Lösungen und auf die Zukunft konzentrieren!
- Benutzen einer lösungsorientierten Sprache!
- Alles, was sich im Leben bewährt, so weitermachen!
- Alles, was nicht funktioniert, verändern und anders machen!
- Einfach bleiben!
- Es gibt keine Misserfolge, sondern nur Rückmeldungen und Lernangebote!
- Alle Beratungsgespräche so führen, dass jedes für sich einen eigenen Nutzen hat, auch wenn kein weiteres folgt!

Damit wird die Motivation zu einer zentralen Frage von Lösungsorientierung. Vielfach wird über Klienten geklagt, die jammern, die keine Perspektive mehr sehen, die ausgebrannt sind, die die Verantwortung für sich und ihr Leben abgeben wollen und sich nur beklagen. In unserer Arbeit mit Klienten aus anderen Kulturen haben wir andere Erfahrungen gemacht. Wir sind Menschen begegnet, denen die Zukunft ihrer Familie einen großen Einsatz wert ist, die sich mühen, in diesem Land einen guten Platz zu finden, die sich aus Niederlagen wieder hochgearbeitet haben. Moschee-, Kirchen- und Kulturvereine, Elterninitiativen etc. bieten dafür anschauliche Beispiele. Die Frage ist also: Wie können wir Klienten begeistern, Veränderung zu wagen? Wir möchten dazu ein kleines Modell anbieten (vgl. Tafel 3).

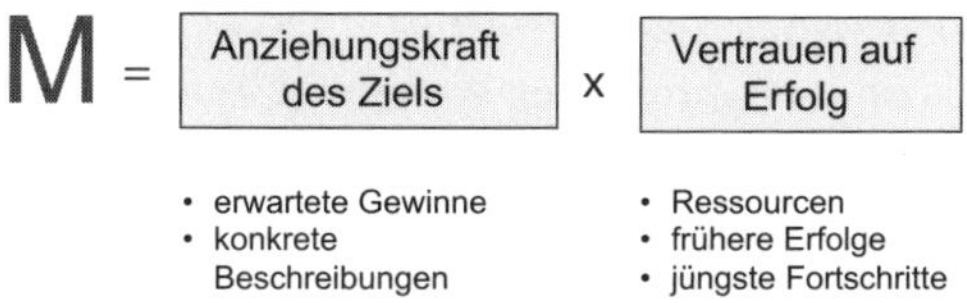

Tafel 3: Motivation: die Begeisterung für Veränderung (nach Furman)

Menschen brauchen beides: ein selbstgewähltes attraktives Ziel und das Vertrauen, dass sie auch Erfolg haben können. Es ist Aufgabe von

Beratung, sorgsam zwischen beiden Dimensionen hin- und herzubalancieren. Ein lösungsorientiertes Gespräch führen heißt: Ermutigung zur Veränderung, Klärung des Nutzens von Veränderung, Ermutigung zum Vertrauen auf die eigenen Ressourcen durch beständige Suche nach früheren und aktuellen Erfolgen und die Suche nach Helfern und Unterstützerinnen. Demnach besteht Lösungsorientierung nicht darin, für unsere Klienten Lösungen zu suchen oder sich den Kopf zu zerbrechen, was für sie das Beste ist oder was sie wohl Gutes für sich tun könnten. Lösungsorientierung besteht darin, alle Gespräche so zu führen, dass Klienten und Familien bestmöglich ermutigt werden, auf eigene und für sie in der aktuellen Lage passenden Lösungen zu kommen und ihre eigenen oder neuen Ressourcen dafür bestmöglich zu entwickeln.

Wie geht Lösungsorientierung?

Ganz praktisch gehen wir in der lösungsorientierten Arbeit in mehreren Schritten vor:

- Herstellen einer kooperativen Gesprächssituation
- Eingrenzen von Problemen
- Erarbeiten wohldefinierter Ziele
- Suche nach Kompetenzinseln, auf denen das Problem nicht oder in geringerem Maße auftritt oder auftreten könnte.

Herstellen einer kooperativen Gesprächssituation

Mit Ratsuchenden können wir nur dann erfolgreich mit dem lösungsorientierten Ansatz arbeiten, wenn es uns gelingt, eine kooperative und vertrauensvolle Gesprächssituation herzustellen. In jedem Fall gehören dazu die Achtung der Werte und Traditionen und der Respekt vor dem Leiden der Klienten. Letzteres bedeutet wertzuschätzen, dass Menschen „gute Gründe" haben, weshalb eine spezielle Situation für sie nicht einfach sein kann.

Wertschätzende Sätze können sein: „Ich kann gut verstehen, dass diese Situation nicht leicht ist", „Das klingt ja alles nicht so einfach", „Das fordert einem ja schon einiges ab". Gleichzeitig gehört es auch dazu, eine Haltung der Zuversicht einzuführen und die Problemsicht etwas zu relativieren, zu „normalisieren". Sätze dazu können sein: „Diese Probleme hören wir von vielen unserer Klienten, aber im Laufe der Zeit schaffen es die meisten, damit zurechtzukommen", „Auch wenn es schwer ist, gibt es eine Reihe von Möglichkeiten, damit umzugehen", „Wir sehen hier viele Familien, die mit ähnlichen Problemen zu kämpfen haben; aber es lohnt sich, gemeinsam zu schauen, wie man da auch wieder rauskommt".

Eingrenzen von Problemen

Wenn wir zu den Klienten einen guten Kontakt hergestellt haben, gilt es, die Probleme einzugrenzen. Viele sind sehr in ihrer Problemwelt gefangen und können nichts anderes mehr sehen. Daher heißt es auf der Reise: weg von der Problemtrance, erst einmal die Probleme einzugrenzen und in einen Kontextrahmen setzen, damit sie nicht mehr wie Eigenschaften einer Person erlebt werden. Dies geschieht am besten mit den bekannten *W-Fragen*.

Was ist das Problem, das die Klienten beschreiben? Was ist es ganz genau? Was ist das Problematische für sie daran? Was hat es für Auswirkungen auf ihr Leben? Was soll anders werden? Was möchten sie lernen, um ihr Leben zu verbessern?

Wie beeinflusst das Problem das Leben? Wie nehmen die betroffenen Menschen Einfluss auf das Problem?

Wer hat das Problem? Wer ist beteiligt, wenn das Problem auftritt? Wer kann es schlimmer, wer leichter machen? Wer nimmt in welcher Weise Einfluss auf das Problem?

Wo tritt das Problem auf? Wo ist es schlimmer, und wo ist es leichter? Wo ist es kaum auszuhalten, und wo hat man Ruhe vor ihm?

Wann tritt das Problem auf? Wann tritt es nicht auf? Wann ist es schlimmer, und wann ist es leichter? Wann hat es begonnen? Wann wird es von selber wieder verschwinden?

Sinn dieses Vorgehens ist es, zu erforschen, dass Probleme an bestimmte Kontextbedingungen gebunden sind: In ganz konkreten Situationen wird es schwierig; im Übrigen meistern die Menschen ihr Leben aber ganz gut! Dies relativiert Problemsichten und schärft die Aufmerksamkeit für die anstehenden Aufgaben und die Fähigkeiten, die gelernt werden müssen, damit Probleme angegangen werden können.

Erarbeiten wohldefinierter Ziele

Nützlich ist es, in der beraterischen Arbeit sorgfältig zwischen Visionen und Zielen zu unterscheiden.

Visionen dienen dazu, die Motivation zu erhöhen. Sie beschreiben „das Land der guten Zukunft“, für das ein Einsatz sich lohnt. Die Tauglichkeit einer Vision richtet sich demnach auch weniger danach, ob sie *realistisch* ist, sondern danach, ob sie *trägt*. In diesem Land einen guten Platz zu finden, die Enkel gut aufwachsen zu sehen, die Werte der Heimat weiterzugeben – das sind daher für viele Menschen taugliche Visionen. Sie fördern die Motivation und tragen über Hindernisse hinweg, was wir ja auch aus der Vielzahl der Familiengeschichten der angestammten Bevölkerung kennen. Erst wenn Visionen stark und motivierend sind, sollten wir uns den konkreten Zielen zuwenden.

Ziele sollten machbar und realisierbar sein. Sie sollten den Kriterien genügen, die die Wissenschaft operationalisierbar nennt – also beobachtbar und zählbar. Wir nennen sie *wohldefiniert*. Damit Ziele wohldefiniert sind, sollten sie den fünf Kriterien entsprechen, die in Tafel 4 aufgeführt sind.

Sinn dieser Operationalisierung ist es, die Verbindlichkeit zu erhöhen. Nur wenn es objektiv beobachtbare, mess- und zählbare Kriterien für Ziele gibt, kann geklärt werden, ob Fortschritte passieren oder nicht. Mit inneren Haltungen – wie Mut, Geduld oder Zuversicht – ist das sehr viel schwerer möglich. Wir fragen nach: „Woran können Sie selbst, können andere erkennen, dass Sie wieder zuversichtlicher sind? Was machen Sie dann genau?“ Einige Klienten können ihre Ziele gleich in diesem Sinne beschreiben. Viele brauchen aber auch eine Hilfestellung dazu.

Kriterium	Schlüsselwort	Musterfrage
1. positiv	„stattdessen“	„Was werden Sie *stattdessen* machen?“
2. prozesshaft	„wie“ (Verbalform wählen!)	„*Wie* werden Sie das *machen*?“
3. hier und jetzt	„jetzt“	„Was werden Sie *jetzt* bei der nächsten Gelegenheit anders machen, oder wie werden Sie *jetzt* anders zu sich selber sprechen?“
4. so spezifisch wie möglich	„ganz genau“	„Wie machen Sie das *ganz genau*?“
5. im eigenen Kontrollbereich bleiben	„Sie“	„Was können *Sie* persönlich dazu tun?“

Tafel 4: Wohldefinierte Ziele (nach Walter u. Peller)

Suche nach Kompetenzinseln, auf denen das Problem nicht oder in geringerem Maße auftritt oder auftreten könnte

Wenn die Klienten konkrete Ziele und zu erlernende Fähigkeiten festgelegt haben, gilt es, Kompetenzinseln zu finden, auf denen sie bereits erfolgreich waren oder jetzt auch sind. In der Literatur wird auch häufig von „Ausnahmen vom Problem“ gesprochen. Diese Erfolge können unter günstigen Bedingungen willentlich herstellbar sein. Dann gehen wir auf die Suche, ob diese Ausnahmen bewusst und unter bestimmten Bedingungen wiederholbar sind oder als zufällig erlebt werden. Dabei lohnt es sich, genauer herauszufinden, welche Bedingungen denn in solchen günstigen Situationen herrschen. Es kann aber auch sein, dass die Erfolge noch nie da waren. Sie können bisher nur gedacht werden oder wurden in der Fantasie, in Geschichten oder Filmen erlebt. Hier wird dann die berühmte *Wunder-* oder *Feenfrage* von de Shazer gestellt: „Stellen Sie sich doch mal vor, eine Fee schafft ein Wunder, und die Hindernisse und Barrieren sind weg! Sie hätten es leichter! Was könnten Sie dann eher und mehr machen als jetzt?“ Sobald die Klienten dann Aktivitäten oder Fähigkeiten benennen, so überlegen wir mit ihnen, was davon, und sei es auch noch so gering, sie jetzt, auch ohne dass das Wunder eingetreten ist, schon machen können. Tafel 5 leitet uns dabei durch diesen Suchprozess.

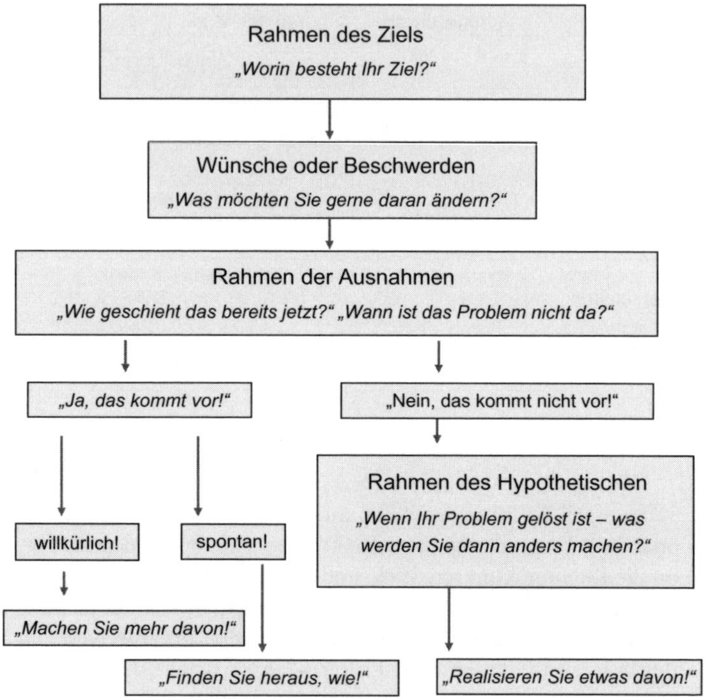

Tafel 5: Suchen nach Kompetenzinseln (nach Walter u. Peller)

Herstellen von Verbindlichkeit

Wenn wir mit den Klienten im oben beschriebenem Sinne gesprochen haben, steht die Ermutigung an, erste kleine Schritte zu machen. Diese werden ganz konkret definiert und möglichst klein und einfach gestaltet, denn kleine Schritte haben eine höhere Wahrscheinlichkeit, dass sie verwirklicht werden, als große. Und Erfolge machen Mut und fördern die Motivation. Das gilt für Alte wie für Junge.

Die zweite Ebene ist die Herstellung eines Minimums an Öffentlichkeit. Denn wenn ich eine Veränderungsidee öffentlich mache, muss ich ja damit rechnen, dass jemand nachfragt, wie weit ich denn schon bin. Weiterhin erhöht Öffentlichkeit die Außensicht und Überprüfbarkeit. Hierbei bewähren sich die schon öfter benannten Mittler. Wir sollten unsere Klienten aktiv ermutigen, sich Helfer zu suchen, möglichst sowohl aus ihrer Herkunftskultur wie auch aus der Mehrheitskultur.

7. Praxis von interkultureller Beratung und Therapie

In diesem Kapitel geht es darum, wie die Ideen aus den vorherigen Kapiteln zusammengeführt werden können und in welchem Kontext der bestmögliche Gesprächsrahmen gefunden werden kann. Es geht um die Passung von Therapie oder Beratung für Menschen oder Familien in Not. Wir können nicht davon ausgehen, dass die Idee „Reden hilft“ in allen Kulturen geteilt wird. Wenn Dolmetscher anwesend sind, stellt sich manchmal die Frage, ob wir alles mitbekommen. Viele Berater fragen sich vorher, was sie zu beachten haben. Wer bestimmt die Gesprächsinhalte? Welche Koalitionen wird es geben? Was tue ich, wenn die Situation außer Kontrolle geraten könnte? Wie können Beratungs- und Gesprächsangebote gemacht werden, die gut akzeptiert werden können? Wie können Berater gemeinsam mit ihren Klienten und deren Familien überlegen, welcher Rahmen am ehesten geeignet sein könnte, zu einer Problemlösung beizutragen? Viele Familien weisen multiple Problemkonstellationen auf und haben daher auch vielfältige Kontakte mit unterschiedlichen psychosozialen Einrichtungen. Die spannende Frage ist nun, wie Beraterinnen auf die symptomatischen Verhaltensweisen wie auch auf die interkulturelle Perspektive eingehen können, wie sie dazu einen Rahmen in der eigenen Institution schaffen können und wie sie Kooperationen mit andere Einrichtungen herstellen können, die möglicherweise passendere Angebote machen können.

Objektivierende Begriffe wie „Krankheit“ und „Therapie“ stehen nach Littlewood für eine eurozentristische Sichtweise, die nicht überall geteilt wird. Krankheitsbezeichnungen sind sowohl Strategien wie auch Erklärungen, Ideen wie auch Realitäten. Begriffe wie „Beschwerden“, „Ausdruck“, „Verständnis“, die eine subjektivere Perspektive ausdrücken, erleichtern eher den Austausch über kulturelle Grenzen hinweg. Nach „Beschwerden“ zu fragen erfordert neben therapeutischer Erfahrung vor allem Kultursensibilität und Offenheit gegenüber den gewählten Metaphern, die in hohem Maße kulturgeprägt sind. Es fordert vor allem auch die Bereitschaft, sprachliche

Verständigung nicht als gegeben anzunehmen, sondern sie aktiv herzustellen und gegebenenfalls die therapeutische Dyade durch einen geschulten Dolmetscher triadisch zu erweitern. Da in vielen Kulturen Beschwerden nicht auf seelische Phänomene zurückgeführt werden, würde ein Therapeut oder Psychiater bei der Frage nach psychischen Symptomen keine für unsere diagnostischen Klassifikationssysteme verwertbare Antwort erhalten. Die offene Frage an den Patienten und seine Angehörigen: „Was führt Sie zu mir? Wie kann ich helfen, wie kann ich nützlich sein?“, wird eher zur Schilderung der subjektiven Beschwerden führen. Viele Symptome, die in unserer Kultur pathologischen Phänomenen zugeordnet werden, werden anderenorts anders bewertet. Dies gilt für die Ursachen von Beschwerden – Verwünschungen, Geister, böser Blick, Strafe für Sünden etc. sind in vielen Kulturen gängige Erklärungen. Das gilt auch für Beziehungen. Die Bewertung einer angemessenen Entwicklung von Kindern, ihrer Erziehung und familiären Einbindung unterscheidet deutlich zwischen den Kulturen. Bei uns entwickelte diagnostische Kriterien sind daher nur bedingt hilfreich.

Innerfamiliäre Gewalt gehört in einigen Kulturen zum geschlechtsspezifisch akzeptierten Rollenverhalten. Die Bewertung von Traumatisierungen und ihrer Folgen ist in hohem Maße kulturbedingt. Der Gebrauch von Suchtmitteln ist kulturell und sozial in einen Kontext zu stellen und nicht per se als pathologisch zu bewerten. Der Besuch deutscher Volksfeste lehrt einen da manches. Da wir nicht Kenner aller Kulturen sein können, hat es sich bewährt, die Patienten und ihre Angehörigen als Experten ihrer selbst, ihrer Familien und ihrer Kultur zu respektieren und anzusprechen. Systemiker machen sich kundig über die Sichtweise der Klienten hinsichtlich der Entstehung der geschilderten Beschwerden, und sie fragen, ob die beschriebene Erklärung eine in der Herkunftskultur typische ist, die auch von dortigen Autoritäten so gesehen würde. Wir haben hier zur Veranschaulichung einige *Fallbeispiele* zusammengestellt, die aus unterschiedlichen institutionellen Kontexten stammen, wie der Jugendhilfe, der Erziehungsberatung und der Psychiatrie. Sie berühren so unterschiedliche Themen wie den Umgang mit Tabu und Traumatisierung, den Umgang mit dem häufig konflikthaften Thema der arrangierten Ehe und den Umgang mit Rassismus.

Familie W. (Jugendhilfe, Erziehungsberatung)

Familie W. – Silvio (62), Rita (51), Richy (14) und Sandra (8) lebt in einer städtischen Unterkunft. Silvio hat früher mit seinen Brüdern ein Import/Export-Geschäft betrieben, das vor fünf Jahren Konkurs angemeldet hat; seither ist er arbeitslos; die Berentung wegen eines Rückenleidens ist beantragt. Sein Großvater und mehrere Onkel und Tanten sind in deutschen KZs ermordet worden. Rita stammt aus einer sehr erfolgreichen Musikerfamilie in Frankreich, die während der deutschen Besatzung nach Spanien zu Verwandten geflohen ist. Das Paar hat sich in Frankreich bei einer Familienfeier kennengelernt. Die Kinder Mario (32) und Maria (25) leben nicht mehr daheim; sie sind beide verheiratet und haben je ein Kind. Mario spielt in einer erfolgreichen Musikgruppe, Maria ist wie ihre Mutter Hausfrau; ihr Mann spielt ebenfalls in der Musikgruppe. Der Sohn Django (18) ist wegen eines Verstoßes gegen das Betäubungsmittelgesetz in Haft. Sandra ist eine gute Schülerin.

Richy ist wie Django ein Sorgenkind der Familie; er hat zahlreiche Verweise bekommen und besucht unregelmäßig die Sonderschule für „Erziehungsschwierige". Wegen wiederholter schwerer Gewalttätigkeiten wurde das Jugendamt eingeschaltet, und die Familie wurde an mehrere Erziehungsberatungsstellen verwiesen. In den Gesprächen dort, zu dem die Eltern immer auch die erwachsenen Kinder Mario und Maria mitbrachten, kam es immer wieder zu Konflikten, vor allem zwischen Rita und Mario auf der einen und den Mitarbeitern der Dienste auf der anderen Seite. Diesen wurde unterstellt, sie seien voreingenommen und hätten kein Verständnis für Familienzusammenhalt. Vermittlungsbemühungen von Silvio und Maria konnten dieses Muster nicht unterbrechen. Die Weiterbehandlung wurde jeweils nach wenigen Sitzungen abgebrochen, was dem Jugendamt als „mangelnde Kooperation der Familie" mitgeteilt wurde. Da Richy jetzt strafmündig ist, steht ein Gerichtsverfahren an. Auf Empfehlung der Jugendgerichtshilfe hat die Jugendkammer eine fachpsychologische Familienbeurteilung eingefordert.

Dabei wird deutlich, dass diese Familie mehrfach Kontakt mit psychosozialmedizinischen Institutionen hatte. Mehrfach also hätte Gelegenheit bestanden, die Aufmerksamkeit statt auf den einzelnen Symptomträger auf das Familiensystem als Ganzes zu richten. – Der Vater klagt über ein Rückenleiden, weswegen die Berentung beantragt wurde. *Wie wurde bei Beratung, Rehabilitation oder Begutachtung die mögliche psychosomatische Komponente des Leidens (große*

Teile der Familie waren als ethnisch Verfolgte in deutschen KZs ermordet worden) berücksichtigt? – Sohn Django ist drogenabhängig. *Wie wurde in der Suchtberatung die Familie pädagogisch einbezogen?* – Sohn Richy hat sich in der Schule seit Jahren auffällig verhalten. Die Familie unterstellte den Beraterinnen und Beratern „Voreingenommenheit". Diese diagnostizierten bei der Familie „mangelnde Kooperation". *Welche Familiengespräche wurden in interkultureller Absicht geführt? Wie könnte die nicht gelungene Kooperation weniger als ein Problem der Familie gesehen werden, sondern als Anforderung, sich die Herstellung von Kooperation als eigene Aufgabe zu setzen? Wie kann der Vorwurf der „Voreingenommenheit" als Anregung dafür aufgenommen werden, was es braucht, damit die Klienten ein Minimum an Vertrauen in die Beratung aufbringen? Wie kann über die Konsequenzen nachgedacht werden, was wird das Jugendamt als Nächstes machen, wenn keine Kooperation gelingt? Wie kann der Familie gegenüber Verständnis gezeigt werden, wenn sie auf Grund ihrer Geschichte mit ethnischen und politischen Verfolgung besondere Schwierigkeiten damit haben könnte, deutschen Behörden Einblick in ihr Leben zu geben? Wie kann die Bereitschaft der erwachsenen Kinder zur Vermittlung genutzt werden oder dazu, nach weiteren Mittlerpersonen zu suchen? Aus der Großfamilie? Aus der Nachbarschaft? Wie könnten diese in Familiengesprächen dazu beitragen, Vertrauen zu schaffen? Wie könnte proaktiv dazu ermutigt und eingeladen werden?*

Systemische Beraterinnen würdigen den Zusammenhalt der Familie in diesen schwierigen Jahren der Erziehung der Kinder und bringen durch ihre Fragen alle diese Themen ins Gespräch und stellen zirkuläre Zusammenhänge her zwischen den Anforderungen der Integration und der Ausgrenzung der Familie in der Vergangenheit und in der Gegenwart. Sie besprechen mit den Eltern in Gegenwart der Kinder deren Vorstellungen von einer guten Zukunft. *Wieweit sollen die Kinder sich auf diese Gesellschaft einlassen und sich in sie integrieren? Welche Erwartungen an Schule und Ausbildung der Kinder gibt es? Wird eine Ausbildung für notwendig oder eher für überflüssig und regulierend gehalten? Welche Konsequenzen würden die jeweiligen Optionen für die Zugehörigkeit und den Zusammenhalt der über Europa verstreuten Großfamilie haben? Was würden die Sprecher der Großfamilie sich für diese Familie und speziell ihre Kinder wünschen? Wie könnte ein guter Weg gefunden werden, sowohl in dieser Gesellschaft zu leben, ohne sich noch mehr Probleme einzuhandeln, als auch mit der Großfamilie in möglichst großer Übereinkunft zu leben? Wo und unter welchen Bedingungen könnte Richy Unterstützung bei der Bewältigung von Konflikten mit Schule und Mitschülern annehmen? Wie müsste die jetzige Situation bewältigt werden, damit Sandra nicht in ähnliche Schwierigkeiten gerät?*

Familie T. (Psychiatrie, Tabu, Parentifizierung von Kindern)

Leila (45) traf nach der gelungenen Flucht, die sie zusammen mit ihren minderjährigen Kindern mit Hilfe von Schleppern bewältigt hatte, überraschend in Deutschland auf ihren Jahre zuvor geflüchteten und seitdem vermissten Ehemann Ali (53). Die Familien und die Armee hatten nach seiner Flucht unterstellt, dass er sich den Rebellen angeschlossen. Dies war der Grund für Leilas mehrfache Verhaftung und Folter mit Vergewaltigung. Leila zeigte die Symptome einer schweren posttraumatischen Belastungsstörung. Ein gravierender Suizidversuch führte zur stationären psychiatrischen Behandlung. Ihre chronische Suizidalität, welche im Zusammenhang mit der drohenden Abschiebung der Familie immer wieder aufflackerte, erschwerte das Erarbeiten einer Entlassungsperspektive.

Die Einbeziehung des Ehemannes in die Beratungsgespräche wurde von ihr über eine lange Zeit hinweg abgelehnt. Die Kränkung darüber, dass er sie schmählich im Stich gelassen und damit Verfolgung und Gewalt ausgesetzt hatte, war zu bitter für sie. Zugleich befürchtete sie, dass er in gemeinsamen Gesprächen von den Vergewaltigungen erfahren könnte. Sollten sie bekannt werden, würden ihm die Familienregeln, aber auch die kulturellen Regeln, wie sie betonte, die Fortführung der Ehe mit ihr nicht erlauben. Schließlich nahm sie das Angebot ambulanter Gespräche zusammen mit ihrem Ehemann und einer Dolmetscherin an, nachdem ihr zugesichert worden war, dass sie ihre leidvollen Erfahrungen nicht anzusprechen brauche und dass es eher um die aktuellen Lebensbezüge gehe. Zu den ersten Gesprächsterminen mit den Beraterinnen erschien Leila aber alleine. Ali ließ jeweils respektvoll grüßen, gab aber an, wegen anderweitiger Verpflichtungen jeweils keine Zeit zu haben. In diesen ersten Gesprächen wurde thematisiert, welche kommunikativen Möglichkeiten der Ehemann in ihrer Kultur habe, von dem Leid seiner Frau einschließlich der Vergewaltigungen zu wissen und dennoch die Ehe mit der geschätzten und respektierten Frau fortsetzen zu können. Ihre Antwort, er vermeide, direkt danach zu fragen, und thematisiere seine Befürchtungen nicht, eröffneten ihr neue Möglichkeiten der Interpretation seines Verhaltens in den letzten Monaten. Als Ali schließlich zu Gesprächen mitkam, wurde gemeinsam das Genogramm ihrer großen, politisch und sozial sehr engagierten Familie erstellt, und es wurde in mehreren Gesprächen darüber erzählt.

Für das ambulante Behandlungsteam war es eine erhebliche Anforderung, eigene Prämissen zur Psychotherapie, zu Paarbeziehung, zum Umgang mit Konflikten als kulturell determiniert zu hinterfragen und sich auf neue Sichtweisen einzulassen. Die größte Herausforderung war, auf den Anspruch zu verzichten, dass Konflikte aufzudecken seien und in einer Paarbeziehung Offenheit notwendig zum Gelingen sei. Sie mussten lernen, geschicktes Nichtansprechen von Informationen und Schweigen über bestimmte Themen als Ausdruck von Respekt, Loyalität und Liebe anzuerkennen und zu würdigen. Dies fiel nicht leicht, und viele Gespräche mit der Dolmetscherin als Kulturmittlerin erwiesen sich gerade hier als nützlich.

Bald konnte die Therapie ambulant fortgesetzt werden. In den Narrativen bei der Genogrammarbeit erklärte Ali, dass er geglaubt hatte, seine Frau und seine Familie zu schützen, als er allein floh, da ihm wegen politischer Aktivitäten die Verhaftung drohte. Er glaubte sie in Sicherheit, wenn sie keine Auskunft darüber geben konnten, wo er sich hingewendet hatte. Dass er gerade dadurch seine Frau der Gewalt der Militärs und der Polizei ausgesetzt hatte, erfüllte ihn mit tiefer Scham und Schuld. In wenigen darauffolgenden Einzelgesprächen der Ehefrau mit der Therapeutin und der Dolmetscherin wurde dann unter anderem über die eigentlichen traumatisierenden Erlebnisse berichtet, und das Leid konnte gewürdigt werden.

Als die Patientin mit vermehrten Suizidgedanken dekompensierte, wurde sie tagesklinisch behandelt. Zur Sicherheit wurde sie in dieser Phase von einem Familienmitglied täglich in die Klinik begleitet, was sie wegen der dadurch entstehenden Nähe sehr genoss.

In der nächsten Therapiephase wurden die heranwachsenden Kinder einbezogen. Der älteste Sohn hatte wie schon in der alten Heimat Aufgaben des Familienoberhauptes und Beschützers übernommen. Dort wegen der Flucht des Vaters und der häufigen Verhaftungen der Mutter, hier in Deutschland, weil er als Erster und Einziger fließend Deutsch sprach und deshalb seine Familie bei den Behörden vertrat und in der Schule, bei

Arztbesuchen und dergleichen dolmetschte. Er war selbst auf Grund seiner traumatischen Erlebnisse in jugendpsychiatrischer Behandlung und war durch die Übernahme der väterlichen Rolle zunehmend belastet. In den Gesprächen mit den Kindern wurde vor allem auf die Wiederherstellung der elterlichen Autorität und der Generationengrenzen geachtet. Ziel war, dass der parentifizierte Sohn von seiner Verantwortung entlastet werden würde und wieder Sohn sein konnte. Die Therapeuten fragten die Eltern in deren spezifischen Verantwortungsbereichen um ihre Meinung. Sie lernten dabei, dass der Vater ein lebenskluger, politisch und sozial denkender sowie der Familie gegenüber verantwortungsbewusst fühlender und handelnder Mann war. Er sei, sagte er, in seiner Rolle souverän genug, die Hilfe seines Sohnes anzunehmen da, wo sie nötig sei. Er betonte, es sei ihm wichtig, dass der Sohn jetzt entlastet werde von zu viel Verantwortung, damit er seinen eigenen Weg gehen und sich um eine Berufausbildung kümmern könne. Deutlich wurde in diesen gemeinsamen Familiengesprächen, dass die Eltern sich wieder nähergekommen waren und für die Kinder deutlicher in ihren Konturen als Paar und als Eltern sichtbar und spürbar waren. Am Ende der therapeutischen Gespräche, die jeweils in mehrwöchigem Abstand über einen Zeitraum von zwei Jahren geführt wurden, dankten die Eltern vor allem dafür, dass die Therapeuten sie in ihrer Verantwortung als Eltern respektiert und gewürdigt hatten.

Letztendlich bestätigten der nachhaltige Behandlungserfolg und der Dank der Familie die Bereitschaft des Behandlungsteams, eigene kulturelle Prämissen kultursensibel zu reflektieren und sich mit dem Klientensystem auf neue, gemeinsame Sichtweisen einzulassen.

Familie U. (Jugendhilfe, Psychiatrie, Ausländerbehörde, Rassismus)

Jean (34) und Lucie (30) sind Flüchtlinge aus einem westafrikanischen Land. Den hiesigen Behörden war aufgefallen, dass die Kinder Wilson (sechs) und Manon (fünf) nicht in die Schule und in den Kindergarten kamen. Mehrfach hatte die Familie das Asylbewerberwohnheim wechseln müssen, weil sie wegen fordernden, aggressiven Verhaltens, wobei sie sich gleichzeitig absonderte, dort nicht klargekommen war, sondern viel Streit und sogar körperliche Auseinandersetzungen mit Mitarbeitern und mit Mitbewohnern verursacht hatte. Die Mitarbeiter der Wohnheime und Behörden hatte mittlerweile Angst vor ihnen entwickelt, welche sie in Formulierungen kleideten wie: „Im Heimatland der beiden zählt ja ein Menschenleben nicht viel“, „Die haben ja im Widerstand gearbeitet und gekämpft“. Auswirkung der Angst war, dass der Familie schließlich mit ihren in Deutschland geborenen Kindern eine Wohnung außerhalb eines Wohnheimes zugewiesen wurde (was anderen Familien in ähnlicher Situation selten gelingt). Da die Familie auf Schreiben der Behörden nicht reagierte und den Sozialarbeitern bei mehreren Hausbesuchen nicht die Tür öffnete, wurde der sozialpsychiatrische Dienst hinzugezogen unter der Annahme, dass vielleicht eine psychische Störung bei einem oder beiden Elternteilen vorliege. Die Wohnung wurde schließlich von der Polizei geöffnet. Dem Amtsarzt erschienen beide Eltern derart psychisch auffällig, dass sie in die Psychiatrie eingewiesen wurden. Die Kinder wurden vom Jugendamt in Obhut genommen und vorläufig in einem Kinderheim untergebracht.

Die Ehepartner wurden in der gleichen Klinik auf verschiedenen Stationen aufgenommen, da die psychiatrische Hypothese war, dass sie eine Folie á deux ausgebildet hätten, d. h., die Sicht teilten, in einer feindlichen Umwelt zu leben, gegen welche sie ihre Familie und insbesondere die Kinder verteidigen müssten. Diese psychiatrische Verdachtsdiagnose wurde durch die ersten Explorationsgespräche gestützt. Später spezifizierte sich die Diagnose: Beim Ehemann wurde eine paranoide Reaktion festgestellt, bei der Ehefrau eine reaktive Belastungsstörung mit depressiver Verstimmung. Aus der Vorgeschichte des Ehepaars war gut nachvollziehbar, dass Menschen mit dieser lebensbedrohenden Gewalt- und Kriegserfahrung auch das Zufluchtsland, in welchem sie neben Schutz auch Ablehnung und Zurückweisung erfuhren, erneut als feindliche Umwelt erleben könnten. Es stellte sich in den Einzelgesprächen, aber auch in den Paargesprächen heraus, dass sie ihre Kinder vor der „Infektion“ mit der feindlichen „weißen Kultur“ hatten schützen wollen, da jede „Berührung“ mit dieser weißen Kultur nach ihrer Überzeugung zur Zerstörung der Kinder und der familiären Existenz führen würde. – Tragischerweise hatte gerade dieses Bemühen dazu geführt, dass die Kinder nun in einem deutschen Heim und später sogar in einer Pflegefamilie untergebracht wurden.

Damit diese Familie erfolgreich behandelt werden konnte, war es erforderlich, Kooperation zwischen den unterschiedlichen beteiligten Institutionen herzustellen: dem für die psychiatrische Behandlung gegen den Willen der Betroffenen zuständigen Amtsgericht, dem zuständigen Sozialpsychiatrischen Dienst, der Ausländerbehörde, dem Jugendamt, den Mitarbeiterinnen des Frauenhauses und den Therapeuten. Damit dies gelang, war es einerseits notwendig, Verständnis für und Austausch über die interkulturellen Aspekte der Vorgeschichte, aber vor allem des weiteren Umganges mit dieser komplexen Situation zu fördern und andererseits Respekt für die unterschiedlichen Aufträge der einzelnen Institutionen zu entwickeln und daraus sinnvolle und passende Lösungen zu entwickeln.

Obwohl zunächst diskutiert worden war, beide Partner auf der gleichen Station zu behandeln, war dies im Krankenhaus nicht durchzusetzen, da nach Bekanntwerden der Vorgeschichte (jetzt waren sie zu farbigen Dschungelkämpfern avanciert, welche auf diese Gesellschaft feindselig reagiert hatten) in den therapeutischen Teams Ängste auftauchten und Terrorszenarien fantasiert wurden. Insbesondere wurde auf die vermeintliche Schutzlosigkeit der Nachtwachen hingewiesen, wenn sie zwei miteinander verbündeten, kampferfahrenen, gewalttätigen Patienten ausgeliefert wären.

Ungewöhnliche therapeutische Konstellationen erfordern ein souveränes und konstruktives wie auch experimentierfreudiges Vorgehen. Dies gelingt in der Regel besser, wenn die Ängste des Teams – einerseits berücksichtigt und andererseits kritisch – reflektiert werden als Quelle für Lösungen.

Schließlich wurde das Paar auf verschiedenen Stationen behandelt. Sie konnten einander regelmäßig besuchen, und ihre jeweiligen Bezugstherapeuten führten mit dem Paar gemeinsame Gespräche. Thematisiert wurden Konzepte psychischer Krankheit (paranoide Psychose) und Behandlungskonzepte (Fragen der Medikation); weiter wurden soziale Regeln besprochen (Schulpflicht der Kinder und die Verantwortung der Eltern hierfür); die Möglichkeiten, aber auch die Einschränkungen des Handlungsspielraumes der hiesigen Behörden auf Grund der ausländerrechtlichen Bestimmungen und des Asylbewerberleistungsgesetzes; die familienrechtliche Situation. Nach einer Kooperationskonferenz unter Einbeziehung des Jugendamtes, der neu bestellten gesetzlichen Betreuerin der Ehefrau und der Betreuerinnen eines Frauenhauses, in welches die Ehefrau entlassen werden sollte, erhielt sie als Mutter die Möglichkeit, ihre Kinder im Heim zu besuchen. Der Vater durfte dies vorerst nicht, da er nach wie vor erkennen ließ, dass er bereit wäre, seine Kinder von dort zu entführen, um sie in eigener Obhut zu haben.

Bei der Entlassung erhielt die Ehefrau das Angebot, in der psychiatrischen Institutsambulanz weiterbehandelt zu werden und auch die gemeinsamen Therapiegespräche mit ihrem Mann fortzusetzen. Die Paargespräche nutzten dann beide Partner, um über ihre Migration und die Ankunft im Fluchtland zu besprechen, wobei sowohl die eigenen Ängste als auch die erfahrenen Feindseligkeiten zur Sprache kamen. Dies zwang die Therapeuten, sich mit eigenen Vorurteilen auseinanderzusetzen, denn beide Ehepartner hatten ein sensibles Gespür für die Vorbehalte ihrer Gegenüber. Sie hatten aber auch gelernt, dass die Beschuldigung, rassistisch zu fühlen oder sich rassistisch zu verhalten, ihre Gesprächspartner hilflos machte, weshalb sie auf diese Weise in der Vergangenheit viele Ansprüche hatten durchsetzen können.

Der Ehemann akzeptierte schließlich die Behandlung mit einer antipsychotischen Depotmedikation. Er spürte, dass er weniger ängstlich, weniger aggressiv war und dass es ihm damit besserging. Auch er erhielt dann seitens des Jugendamtes die wenn auch begrenzte Möglichkeit, die Kinder zu besuchen. Dies blieb aber ein Stachel in seinem Herzen, wogegen er immer wieder Einspruch einlegte. Er konnte auch nicht einsehen, dass seiner Ehefrau mehr Kontakt zugestanden wurde als ihm.

Nach seiner Entlassung kam auch er regelmäßig in die Behandlung der Institutsambulanz. Nach fast einem Jahr war eine erneute stationäre Behandlung notwendig, aber der Kontakt, welcher zuvor aufgebaut worden war, trug auch dazu bei, dass er diesmal einer Behandlung zustimmen konnte.

Die Ehepartner zogen wieder zusammen, nachdem der Ehemann nach dieser Krisenintervention erneut regelmäßig die ambulante Behandlung wahrnahm. Langfristig wollten beide erreichen, wieder mit ihren Kindern zusammenleben zu können.

Da es gelungen war, Kooperation herzustellen, unterstützen die Behandler sie bei diesem Bemühen.

Familie C. (Paarberatung, Jugendamt, Alkoholmissbrauch, Gewalt)

Heike (34) wendet sich an eine Beratungsstelle, da sie die Scheidung von ihrem Mann Rodrigo (36) eingereicht hat. Beide haben zwei Kinder, Ramon (sieben) und Carmen (fünf). Heike berichtet, dass Rodrigo seit der Geburt von Carmen bei geringfügigen Anlässen immer häufiger gewalttätig wird. Viele Male habe er ihr schon ins Gesicht geschlagen und sie als „deutsche Nutte" beschimpft; ausgezogen sei sie, nachdem er sie jetzt erstmalig auch getreten habe, als sie schon am Boden lag. Die Kinder zögen sich immer verschüchtert zurück. Diesmal habe Ramon erstmalig ins Geschehen eingegriffen, um seine Mutter zu schützen. Dabei habe Rodrigo ihn zurückgestoßen, wobei sich der Bub eine Platzwunde am Hinterkopf zugezogen habe, die genäht werden musste. Carmen wurde von Rodrigo noch nie geschlagen. Heike und Rodrigo haben sich als Musiker in Madrid kennengelernt. Heike arbeitet jetzt als Musiklehrerin in einer süddeutschen Grundschule. Rodrigo spielt unregelmäßig in lateinamerikanischen und karibischen Musikgruppen. Er hat sehr unregelmäßige Einkünfte. Die Familie lebt zu 70 Prozent von Heikes Einkommen. Im Notfall helfen auch ihre Eltern aus. Rodrigo stammt aus einer schwarzen Familie in Mittelamerika. Als politischer Flüchtling ist er nach Spanien gekommen, wo er ein Jurastudium abgebrochen hat. Mit seiner Herkunftsfamilie hat er nur sehr sporadischen Kontakt. Heike und die Kinder waren noch nie in seiner Heimat. Sie kennt auch nur einen Bruder von Rodrigo, der in den USA lebt. Dieser hat ebenfalls mit der Familie gebrochen und kommt alle fünf Jahre nach Europa. Im Gegensatz zu Rodrigo ist er wirtschaftlich sehr erfolgreich. Gelegentlich fahren sie alle nach Spanien, wo Rodrigo noch viele Freunde hat. Als Ramon ganz klein war, sah Heike keine Möglichkeit, das Kind in dem Studenten- und Musikermilieu in Madrid aufzuziehen. Daher ist Heike damals zu ihrer Schwester nach Bayern gezogen, bei der sie jetzt wieder wohnt. Rodrigo ist dann kurze Zeit später gefolgt.

Heike berichtet bereits am Telefon, dass Rodrigo, vor allem, wenn er trinkt, gewalttätig wird. Dies passiere wegen seiner schlechten Auftragslage immer öfter. Er bedauere einerseits, wenn er nüchtern sei, nachträglich seine Ausfälle. Andererseits gebe er ihr die Schuld an den Eskalationen. Er drohe für den Fall einer Trennung damit, sowohl die Kinder nach Amerika zu bringen als auch sich selbst umzubringen. Heike äußert auch Angst, dass er in diesem Fall den Kindern etwas antun könne. Die Kinder schwanken hin und her. Heike berichtet, dass sie sehr an ihrem Vater hängen, weil er lieb und lustig mit ihnen sei, wenn er nüchtern ist, und weil er sie auch ermutige, stolz darauf zu sein, dass sie schwarz seien. Andererseits hätten sie zunehmend Angst vor ihm. – Heike hat Begleiteten Umgang beim Familiengericht beantragt, da sie befürchtet, dass Rodrigo die Kinder, vor allem Ramon, entführen könnte.

In der ersten Sitzung mit dem Paar und der Mitarbeiterin Frau L. (43) berichtet Heike die Vorgeschichte, wie schon am Telefon beschrieben. Rodrigo verlässt nach 15 Minuten wütend das Zimmer und meint zu seiner Frau und der Therapeutin, dass er es nicht nötig habe, sich von Frauen erpressen zu lassen. Außerdem habe er als Ausländer und Schwarzer sowieso keine Chance, von deutschen Fachleuten fair behandelt zu werden. Nach zehn Minuten kommt er beruhigt zurück, entschuldigt sich und meint, dass es hier wohl nicht anders gehe, als „to give in – wenn Sie überhaupt verstehen, was das bedeutet!“ Die Beraterin nutzt diese Sequenz, um ausführlich auf seine diesbezüglichen Erfahrungen im Umgang mit deutschen Experten und auch mit Frauen in diesen Positionen einzugehen. Sie fragt nach, was sie im Gespräch berücksichtigen müsste, damit er hier andere Erfahrungen machen könnte. Das Angebot, zu weiteren Paargesprächen einen männlichen Co-Therapeuten hinzuziehen, wird dann von beiden Eheleuten gerne angenommen.

Familie Ö. (Psychiatrie, Depression, arrangierte Ehe der Tochter)

Herr Ö. ist 53 Jahre alt, religiöser Moslem und vor 25 Jahren aus der Türkei nach Deutschland migriert. Er wurde von seinem Hausarzt in die Psychiatrie eingewiesen mit der Verdachtsdiagnose „larvierte Depression". Seit einem halben Jahr esse er nicht mehr gescheit, schlafe schlecht, habe diffuse psychosomatische Beschwerden und sei zunehmend reizbar. Ausschlaggebend für die Einweisung waren suizidale Äußerungen bei zunehmendem Alkoholmissbrauch. Mit Hilfe eines Dolmetschers fand die Ärztin heraus, dass Herr Ö. darunter litt, dass es seit einem Jahr einen massiven Konflikt mit seiner 19-jährigen Tochter Ayse gab, die sich der arrangierten Verheiratung mit einem entfernten Cousin widersetze. Bereits zwei Verlobungen habe sie platzen lassen.

Dieses Familienanliegen widersprach der persönlichen Wertehaltung der Stationsärztin derart stark, dass es ihr schwerfiel, anteilnehmend für das Leiden von Herrn Ö zu bleiben.

Nachdem sie Herr Ö. mitgeteilt hatte, dass sie sich als junge deutsche Frau schwertue, einen Mann zu verstehen, der seine Tochter gegen ihren Willen verheiraten wolle, bemühte sich er, mit Hilfe des Dolmetschers seine Motive zu erklären. Er selber und seine Frau hätten zeitlebens schwer gearbeitet und viel dafür eingesetzt, dass ihre Kinder eine gute Schul- und Berufsausbildung erhielten. Ayse habe gerade Abitur gemacht, ihr älterer Bruder besuche die Meisterschule, ihr jüngerer Bruder mache eine Banklehre.

Nachdem in einem ersten Beratungsgespräch eine Vertrauenssituation geschaffen werden konnte und die beschriebene Vorgeschichte geklärt war, berichtete Herr Ö. in der zweiten Sitzung von seinen Sorgen.

Im Wesentlichen ging es dabei um seine Rolle als Vater und für die Zukunft der Familie Verantwortlicher. Herr Ö. machte sich Sorgen, mit seiner Frau oder gar ohne sie im Alter allein leben zu müssen. Durch die Verbindung mit einer anderen Familie aus der Türkei sah er die sicherste Gewähr dafür, im Alter in einem Familienverband mit Enkelkindern und gegenseitiger Unterstützung leben zu können.

Angesprochen ist hier die Sorge um den Familienzusammenhalt.

Herr Ö. war nach anfänglichem Zögern sehr offen, darüber zu sprechen, dass das für ihn natürliche und selbstverständliche Bedürfnis junger Menschen nach Erotik in „würdiger“ und kulturell akzeptabler Weise zu leben sei. Für ihn war das nur in einer Ehe vorstellbar. Alle anderen Formen von Sexualität seien „würdelos“ (besonders für Frauen) und gefährdeten den Familienzusammenhalt. Bei würdelosem Verhalten falle ein Schatten nicht nur auf die Ehre der handelnden Personen, sondern auf die ganze Familie und besonders das Familienoberhaupt. Dieses sehe sich in solchen Fällen gezwungen, unter Beweis zu stellten, dass es in der Lage sei, den Familienzusammenhalt und die Familienzukunft zu garantieren.

Hier ist die Sorge um die Familienehre angesprochen.

Herr Ö. sorgte sich auch um das persönliche Wohlergehen seiner Tochter, von der er befürchtete, dass sie durch ihre Aufsässigkeit ihre persönliche und vor allem soziale Zukunft gefährde. Er konnte zahlreiche Beispiele von unglücklichen Lebensgeschichten anderer Mädchen aus der Türkei als Argument anführen. Es war für ihn nicht vorstellbar, dass junge Frauen, die nicht in einen Familienverband eingebunden sind, langfristig ein erfülltes und zufriedenes Leben führen könnten.

Hier ist die Sorge um die Tochter angesprochen.

Herr Ö. berichtete, sich von seinen Angehörigen und seinem Hausarzt überrumpelt zu fühlen. Man habe ihm gesagt, er komme jetzt zu Spezialisten, und jetzt müsse er hier mit Menschen in einer Einrichtung sein, die sich ungebührlich benähmen und beleidigend mit ihm umgingen. Er fühle sich kontrolliert, könne seine Gebete nicht verrichten und müsse Dinge essen, die ihm nicht guttäten. Er gehöre nicht in ein „Irrenhaus“. Die Ärztin teilte Herrn Ö. mit, dass sie ihn aus rechtlichen Gründen in ihrem eigenen Interesse nicht entlassen können, solange die Frage der Suizidalität nicht geklärt sei. Sie wolle sich bemühen, gemeinsam mit seinen Angehörigen und ihm eine bessere Perspektive für seine Familie zu finden. In den meisten Fällen sei dies in einer Woche zu erreichen. Die Pflegekräfte auf der Station handelten mit ihm Kompromisse bezüglich des Essens aus und fanden einen Raum, in dem er ungestört beten konnte. Der Klinikpfarrer traf sich mit ihm zu kleinen Gesprächen über den Halt, den Religion und Glaube in schwierigen Lebenslagen bieten. Nach fünf Tagen äußerte Herr Ö. erstmals, dass er auf der Station eine Freundlichkeit antreffe, die er jahrelang bei vielen deutschen Arbeitskollegen vermisst habe.

Dies eröffnete die Möglichkeit, mit ihm vorsichtig wieder über die Familienzukunft ins Gespräch zu kommen.

Herr Ö. konnte im Laufe der Zeit auch deutlich machen, dass er sich Hilfe wünsche zur Verbesserung oder Wiederherstellung des Familienzusammenhalts. Die kulturelle Vermittlung des Dolmetschers war da sehr hilfreich.

Man kam darin überein, dass wohl die Vermittlung einer geeigneteren und vertrauteren Person erforderlich sei, um ein Gespräch zwischen Vater und Tochter möglich zu machen. Man einigte sich auf eine Tante, 34 Jahre alt, die mit einem Mann deutsch-türkischer Abstammung verheiratet ist und als Sprachlehrerin arbeitet. Herr Ö. versuchte immer wieder, „an seiner Ärztin vorbei" seine Angelegenheiten mit älteren Ärzten aus der Leitungsebene zu besprechen. Andererseits sprach er gelegentlich mit jüngeren Schwestern in einer Tonlage, die von diesen als unangemessen empfunden wurde. Es war daher notwendig, immer wieder mit ihm die Rollen und Aufgaben der Mitarbeiter zu klären. Auch dabei bewährte sich die Einbeziehung kultureller Mittler beiderlei Geschlechts und unterschiedlichen Alters.

Deutlich wurde während des Aufenthalts von Herrn Ö., dass die Stationsmitarbeiter eine ganze Reihe von Beziehungsfragen, die sie selber betrafen, nicht geklärt hatten, und sie zwar als klärungsbedürftig, aber auch als nicht klärbar empfanden. Dadurch, dass angesprochen wurde, wie schwer es Herrn Ö. fiel, persönliche Fragen mit jüngeren Frauen zu besprechen, konnten kleinere Veränderungen eingeführt werden. Beispielweise, dass diese sich um ein formelleres Auftreten bemühten, als dies ihrem üblichen Stil entsprach.

Herr Ö. berichtete über seine harte, aber „freie" Kindheit in Anatolien, die für ihn prägenden Personen, die Binnenmigration in die Vorstadt von Ankara und den Einfluss, den die kriegerischen Auseinandersetzungen mit den Kurden auf seine Familie genommen hat. Seine Einsamkeit im deutschen Umfeld wurde deutlich und seine große Sehnsucht nach Familienzusammenhalt vor dem Hintergrund der eigenen Migrationsgeschichte verständlich. Die Ärztin besprach mit ihm die unterschiedlichen Dimensionen seines Problems. Nachdem gedanklich die verschiedenen Möglichkeiten durchgespielt waren, einschließlich seiner Bitte um Gespräche mit der Familie, wurden seine Frau, seine Tochter Ayse, sein ältester Sohn und die Tante eingeladen. Die Ärztin beschrieb allen die Rahmenbedingungen und das Anliegen für dieses Gespräch. Alle Beteiligten konnten sich darauf einigen, dass familiärer Friede ein wichtiges Ziel sei. Herr Ö. teilte Ayse sein Verständnis für ihren Wunsch nach Freiheit, aber auch seine Angst um ihre und die Zukunft der Familie mit. Es gelang zu vereinbaren, dass Ayse ein Studium beginnen und dafür zu ihrer Tante ziehen würde. Ihr Bruder lud sie ein, wieder regelmäßig zu den Musikabenden seiner Folkloregruppe zu kommen, für die sie schon früher gesungen hatte. Die Tante und die beiden Kinder wollten sich dafür einsetzten, dass die Eltern wieder stärker Kontakte zur erweiterten Familie pflegen und mehr in die Veranstaltungen der Kulturvereine einbezogen würden, in denen sie sich selber seit Längerem engagieren. Herr Ö. gab zu, dass diese Perspektive für ihn und seine Frau hoffnungsvoll sei, dass er aber auch Angst um die Zukunft habe.

Nach zwei Wochen wurde Herr Ö. in gegenseitigem Einverständnis entlassen. Seine Ärztin überwies ihn an einen Nervenarzt, von dem sie wusste, dass er offen für transkulturelle und familienmedizinische Fragen war. Herr Ö. nahm das Angebot an, monatlich an einer ambulanten Gesprächsgruppe teilzunehmen. Mit Hilfe des Sozialdienstes fand er die Möglichkeit, erstmalig in seinem Leben an einem Sprachkurs teilzunehmen, was ihm große Bestätigung verschaffte. Es gelang ihm auch, mit seinem Arbeitgeber die Möglichkeit einer Arbeitszeitreduzierung auszuhandeln. Nicht zuletzt hat ihn die Erfahrung mit dem Dolmetscher darin bestätigt, dass Verhandlungen mit Deutschen auch erfolgreich verlaufen können. Nach einem Jahr wurde die thymoleptische Medikation ohne Nachteile reduziert. Wenige Wochen später erkrankte seine Frau an einem Karzinom. Herr Ö. entwickelte soziale Kompetenzen, die ihm niemand zugetraut hatte. Ayse kehrte nach Hause zurück und beteiligte sich an der Pflege der Mutter, ohne ihr Studium zu vernachlässigen. Da sie ihr Verantwortungsbewusstsein in einer Familienkrise derartig unter Beweis stellte, fiel es dem Vater leichter, darauf zu vertrauen, dass sie eine gute Entwicklung nehmen werde.

Wie wir gezeigt haben, sind an der psychosozialen Versorgung von Migranten häufig mehrere Institutionen mit ganz unterschiedlichen Aufträgen beteiligt. Alle vermeinen zu wissen, was mit dem Betroffenen von Rechts wegen geschehen müsste, alle haben Vorstellungen davon, wie eine gelungene Integration aussehen müsste oder wie man sie gerade verhindern sollte. Hier haben sich Kooperationskonferenzen bewährt, wie sie in der Jugendhilfe gesetzlich gefordert sind. Damit diese wirklich ihren Auftrag erfüllen, sollte sorgfältig darauf geachtet werden, dass gemeinsam mit den Klienten nach dem passenden Beratungsangebot gesucht wird.

Abschließend möchten wir die wichtigsten Leitideen zur Erreichung von Kooperation noch einmal zusammenstellen.

Förderung von Kooperation und kultursensibler Kommunikation

- *Sprache:*
  - positiv konnotierend
  - verflüssigend
  - nichtlinear-beschreibend
  - kontextualisierend
  - hypothetisch
  - ressourcen- und lösungsorientiert
  - respektvoll-respektlos
  - anteilnehmend, wohlwollend und neugierig
  - sprachliche und kulturelle Verständigung ermöglichend durch das Hinzuziehen geeigneter Dolmetscher.
- *Haltung:*
  - Klienten und Familien als Experten ihrer selbst
  - engagierte Neutralität und anteilnehmende, wohlwollende Neugier in Bezug auf fremde Wertehaltungen, Erklärungen und Bedeutungsgebungen
  - engagierte Neutralität in Bezug auf den Sinn und Nutzen von Veränderung und Nichtveränderung
  - ressourcenerfragend und -nutzend (Ressourcen der Klienten, der Familien, der Mitarbeiter und der beteiligten Institutionen sowie des kulturellen Hintergrundes und des institutionellen Rahmens).
- *Interventionen:*
  - Kooperationskonferenzen mit den anderen beteiligten Institutionen und Helfern
  - Familiengespräche
  - Einbezug von Mittlerpersonen
  - Fallbesprechungen unter Einbeziehung des interkulturellen Kontextes.

Teil III: Organisationsentwicklung

8. Gestaltung kultursensibler Dienste

Die in diesem Buch beschriebenen Ideen, Konzepte und Modelle wurden an vielen Orten in langjährigen Prozessen erarbeitet. Voraussetzung war immer eine interkulturelle Kompetenz der Professionellen, die die Beratungen mit den Klienten aktiv gestaltet haben. In unseren Diensten findet sich eine große Zahl von Mitarbeitern, die sich mit viel Motivation und Engagement dieser Aufgabe zuwenden. Sie haben ein großes Interesse an der Arbeit mit Migranten oder stammen selber aus einer Migrantenpopulation. Die Erfahrung und auch Untersuchungen in anderen Ländern haben aber gezeigt, dass die Verbesserung des Standards der psychosozialen Versorgung von Migranten im Wesentlichen ein strukturelles und damit nur bedingt ein fachliches Problem ist. Veränderungen werden daher in erster Linie über die Schaffung günstiger Rahmenbedingungen zu erreichen sein. Hierbei stehen Gestaltungs-, Leitungs- und Managementaufgaben im Vordergrund.

Wenn die Managementebene einen Prozess der interkulturellen Qualitätsentwicklung nicht mitträgt, kann das Engagement der Mitarbeiter leicht in Resignation münden. Denn interkulturelle Sensibilität erfordert nicht nur einen persönlich aufmerksamen Umgang, sondern auch günstige institutionelle Voraussetzungen, denn ungünstige Voraussetzungen zu verändern übersteigt die Möglichkeiten auch des engagiertesten Mitarbeiters. Ein größerer zeitlicher Aufwand für die Gespräche, die Möglichkeit, mit ganzen Familien zu arbeiten, die Nutzung von Dolmetschern – das wären nur einige dieser günstigen Voraussetzungen.

Daher kommen Institutionen der gesundheitlichen und sozialen Versorgung nicht umhin, eigene interkulturelle Profile zu entwickeln, nicht nur um die Personengruppe der Migranten nicht zu verlieren, sondern um sie auch gezielt ansprechen zu können. Dafür benötigen sie nachhaltige Entwicklungen interkultureller Kompetenzen sowohl auf der Ebene der Fachlichkeit der Mitarbeiter als auch auf der institutionellen Ebene.

Hier sollen die dafür wichtigsten Prozessschritte vorgestellt werden.

Leitideen zur interkulturellen Entwicklung psychosozialer Servicedienste

Interkulturelle Entwicklung ist dann am erfolgreichsten, wenn sie den folgenden *Kriterien* gerecht wird:

- Die Verantwortung für die interkulturelle Kompetenzentwicklung liegt beim Management und kann nur in Kooperation mit ihm übernommen werden.
- Je intensiver eine Institution interkulturelle Kompetenzentwicklung zu einem eigenen Qualitätsmerkmal macht, umso größer ist die Nachhaltigkeit.
- Je stärker eine Institution Migranten als Beschäftigte und als Kooperationspartner einbindet, umso kostengünstiger und nachhaltiger ist die Entwicklung.
- Je sorgfältiger die Interessen und Anliegen sowohl des Trägers als auch des Managements mit denen der Mitarbeiter und der Kunden in gegenseitigem Austausch abgeglichen werden, umso weniger gibt es Reibungen.
- Je besser sich Einrichtungen zur interkulturellen Entwicklung mit vergleichbaren Institutionen im In- und Ausland vernetzen, umso höher ist der gemeinsame Lerneffekt.

Orientierend und wegweisend für die Entwicklung dieses Programms war für uns eine Untersuchung des schweizerischen *Bundesamtes für Gesundheit*. Dieses hat das schweizerische *Forum für Migrations- und Bevölkerungsstudien* beauftragt, am Beispiel der Suchthilfe herauszufinden, was die Akteure von Einrichtungen, die einen Prozess der *interkulturellen Öffnung* durchlaufen hatten, rückwirkend als die wichtigsten Schritte zur Entwicklung eines interkulturell kompetenten Services beschrieben haben.

Die wichtigsten *Entwicklungsebenen:*

1. Migrations- und kultursensible Organisationsentwicklung mit dem Ziel, die Abläufe der Institution neuen Anforderungen anzupassen.
2. Migrations- und minderheitenspezifische Serviceangebote zur Kundenorientierung.
3. Vernetzung und Rückkopplung mit den Communities der Migranten und ihren Repräsentanten, damit das Wissen über die vorgehaltenen Angebote dort verbreitert wird und diese bedarfsgerecht angepasst werden können.
4. Migrations- und minoritätenspezifische Personalentwicklung mit dem Ziel, die Mitarbeiter angemessen zu qualifizieren.

Migrations- und kultursensible Organisationsentwicklung

Grundlage guter interkultureller Entwicklung in Institutionen ist die Übernahme der Prozessverantwortung durch das Management! Dies war wesentliche Voraussetzung dafür, dass in Ländern wie Großbritannien, Frankreich, den Niederlanden und den USA bei allen Mängeln eine durchweg positivere Entwicklung in der psychosozialen Versorgung von Minderheiten beobachtet werden kann. Da die Politik dieser Länder sich zu einem multikulturellen Staatsverständnis bekennt, besteht durch entsprechende Rahmengesetze eine Verpflichtung, kultursensible Angebote zu machen, die einer juristischen Überprüfung standhalten. Für die unterschiedlichen Professionen entstehen dadurch ganz andere Notwendigkeiten, kultursensible Angebote zu unterbreiten, als in unserem Land, wo derartige Angebote häufig den Charakter von Gefälligkeiten haben.

In Deutschland, Österreich und der Schweiz sind die staatlichen Vorgaben weniger eindeutig. Die in anderen Ländern von Mehrheiten akzeptierte Vorstellung, in einer multikulturellen Gesellschaft zu leben, in der der Umgang mit Fremden und Fremdem zum Alltag gehört, stößt bei uns nach wie vor auf weitverbreitete Ablehnung. Der semantische Trick, die von großen Teilen der Bevölkerung abgelehnte *Einwanderung* durch die neue Wortschöpfung der *Zuwanderung* vermittelbar zu machen, und mehrere Integrationskonferenzen auf höchsten staatlichen Führungsebenen haben mittlerweile auch hier eine größere Toleranz für interkulturelle Öffnung und Integrationsbemühungen bewirkt. So haben, auch ohne gesetzlich dazu angehalten zu sein, eine Vielzahl von Institutionen und Verbänden entsprechende Richtlinien verabschiedet.

Der Leitung kommt hierbei, wie bei allen Steuerungsaufgaben, eine besondere Verantwortung zu; sie sollte, wie bei allen anderen Managementaufgaben auch, nicht alles selber erledigen, sondern dafür Sorge tragen, dass Entwicklung geschieht.

Leitideen für migrations- und kultursensible Organisationsentwicklung:

- Einbezug interkultureller Kompetenz in die Qualitätssicherungsprogramme
- Entwicklung und Anpassung von Jahreszielen und Strategieplänen
- Einsetzung einer Steuerungsgruppe, die die Verantwortung zur Umsetzung interkultureller Qualität innehat
- Schaffung einer Fachgruppe Migration, die die interkulturelle Fachlichkeit der Institution sichert
- Entwicklung einer migrationsspezifischen Dokumentation mit Sammlung relevanter Papiere und Literatur
- Know-how-Transfer
- Anpassung der Stellenprofile
- Einführung eines migrationsspezifischen Controllings.

Steuerung der Umsetzungsprozesse und Garantie der Fachlichkeit sind die zentralen Aufgaben. In größeren Organisationen bewährt es sich, sie zu trennen. In kleineren können beide Aufgaben auch von der gleichen Gruppe übernommen werden. Eine Fachgruppe bietet sich den Mitarbeitern als Ansprech- und Kontaktpartner an und sammelt das relevante Wissen der Institution. Hierzu gehört *Fachwissen* wie Literatur, einschlägige Gesetze, wichtige Adressen, Förderprogramme etc. Dazu gehört aber auch *Beziehungswissen* über die relevanten Akteuren der Region, die Unterstützer auf der Ebene der Regierung, Verwaltung, Wirtschaft, über die Migranten-Communities und vorbildlichen Einrichtungen, die gute Modelle entwickelt haben.

Letztlich sind dies alles Instrumente guter Qualitätssicherung, in welche die interkulturelle Kompetenz der Einrichtung aufgenommen werden sollte, einschließlich des dazu erforderlichen Controllings. Die Programme des *Gender Mainstreaming* haben vorbildlich gezeigt, dass bei einer konsequenten Anwendung nachhaltige Veränderungen einer Betriebskultur erreicht werden können. Warum sollte das im interkulturellen Bereich nicht auch möglich sein? Ein nicht zu unterschätzendes Instrumentarium der Entwicklung interkultureller Kompetenz ist eine kultursensible Personalpolitik. Keine andere Maßnahme ist so effektiv und gleichzeitig so ökonomisch wie die Einstellung von Professionellen, die selber aus Migrantengruppen stammen. Vor allem auf indirektem Wege – im informellen Austausch und mit Erzählungen über persönliche Erfahrungen – vermitteln sie Wissen, sofern die Institution respektvoll damit umgeht.

Migrations- und minderheitenspezifische Serviceangebote zur Kundenorientierung

Migranten und andere Minoritäten benötigen für bestimmte Anforderungen gesonderte Angebote, zu anderen nicht. Wie wir schon anfangs bemerkt haben, können wir Kulturen nur aus Interaktionen in Kontexten verstehen, und davon ist die kulturelle Fremdheit nicht der einzige und für viele auch nicht der belastendste Kontext. Zu guter Betreuung der Mehrzahl der Migranten sind daher sozialpsychiatrische und sozialpsychologische Kompetenzen erforderlich, wie ja auch für die Betreuung anderer sozial benachteiligter Gruppen aus der Mehrheitsbevölkerung. Wir benötigen eine gute Kontaktaufnahme im Zusammenhang mit Menschen, die wenig formale Bildung erfahren haben, die sich ausgegrenzt fühlen, die multiple Probleme haben (Krankheit, Arbeitslosigkeit, Schulden, Erziehungs- und Schulprobleme, schlechte Wohnverhältnisse, Ärger mit Ämtern und der Justiz etc.).

Wir brauchen aber auch Wissen über die relevanten Ausländergesetze und -verordnungen und benötigen Gesprächskompetenzen in Bezug darauf, wie eine offene und respektvolle Gesprächsatmosphäre bei dem schwierigen Thema Rassismus und Diskriminierung hergestellt werden kann.

Leitideen zu kultursensiblen Serviceangeboten:
- Einführung eines Dolmetscher- und Übersetzungskonzepts
- fremdsprachige Erstgespräche und Beratungsangebote
- strukturierte und transparente Behandlungspläne
- Entwicklung kultur- und migrationssensibler Gruppenangebote
- routinemäßige Migrationsanamnese
- Übersetzung der wichtigsten Mitteilungen
- Familienangebote
- kultursensible Raumeinrichtung und Speisepläne.

Bewältigung der Sprachbarriere

Sowohl für die Klienten wie auch für die Professionellen stellt die Sprachbarriere die beeinträchtigendste Hürde für einen guten professionellen Kontakt dar. Daher kommt eigentlich heute kein psychosozialer Dienst umhin, ein Konzept für die Bewältigung dieser Barriere zu entwickeln. Der Königsweg ist der interkulturelle Dolmetscherservice. Mehrere Länder haben dazu nationale Dienstleister eingerichtet. Nur wenige Kommunen in Deutschland bieten einen solchen an. Modellhafte Dolmetscherdienste gibt es in Hannover und in München. Die Schweiz ist weiter, dort gibt es einen nationalen Dachverband. Eine Reihe von Krankenhäusern hat institutionsbezogene Dienste eingerichtet. Da diese nicht überall zur Verfügung stehen, bieten Qualitätsstandards, wie wir sie in Kapitel 4 beschreiben, eine gute Orientierung. Alle Einrichtungen sollten daher Regelungen haben, auf welche Weise mit der Sprachbarriere umzugehen ist. Bewährt hat sich eine Hierarchisierung der guten und weniger guten Möglichkeiten.

Eignung zum kulturkompetenten Dolmetschen in Beratungssituationen (Staffelung nach Eignung):
1. kulturell geschulte Dolmetscher
2. andere professionelle Dolmetscher
3. sprachkompetente Professionelle der Institution
4. Bekannte des Klienten
5. Verwandte des Klienten (entferntere sind besser geeignet, da sie eher unparteischer sind).

Von entsprechend geschulten Dolmetschern kann erwartet werden, dass sie sich an die auf Tafel 1 (siehe Kap. 4) aufgeführten Regeln halten. Alle anderen müssen von Professionellen gezielt auf ihre Aufgabe hingewiesen werden. Neben einem Dolmetscherkonzept bewährt es sich, die wichtigsten Richtlinien der Einrichtung in die häufigsten Fremdsprachen zu übersetzen. Dies führt immer an organisatorische und finanzielle Grenzen. Aber auch diese werden relativ, wenn man sich vor Augen führt, dass mit nur zwei zusätzlichen Sprachen – Türkisch und Russisch – in den meisten deutschen Regionen fast die Hälfte alle fremdsprachigen Personen erreicht werden können. Kooperationen mit anderen Institutionen können auch hier Kosten sparen. Die eine übernimmt die Übersetzung ins Albanische, dafür die andere die ins Arabische. Es ist auch erstaunlich, wie viele fremdsprachige Informationen es für Klienten und Patienten bereits gibt.

Zunehmend entstehen bei uns wieder ethnisch orientierte Dienste, jetzt als Fachdienste. Sie bieten für türkischstämmige Migranten oder für Russlanddeutsche Dienste in ihrer Muttersprache an. Sprachprobleme lassen sich auf diese Weise auf den ersten Blick am leichtesten bewältigen. Aber aus guten Gründen wurden die traditionell von den Wohlfahrtsverbänden jahrzehntelang betriebenen ethnisch orientierten Ausländerfachdienste aufgegeben. *Ethnic Matching* ist auch in der internationalen Literatur ein mittlerweile höchst umstrittenes Konzept. Denn es unterstützt nachweislich nicht die Integration. So haben in England und in den Niederlanden viele Professionelle, die selber aus einer Migrantenpopulation stammen, die ausdrückliche Auflage erhalten, nicht mehr als 50 Prozent ihrer Zeit für die eigene ethnische Gruppe zur Verfügung zu stellen.

Gruppenangebote

Neben den Konzepten zur Bewältigung der Sprachbarriere gilt es, Gruppenangebote für Migranten zu machen. Dabei ist sorgfältig darauf zu achten, dass keine monokulturellen Subkulturen entstehen, die eine Abgrenzung fördern und so der Integration entgegenwirken. Gemischte Gruppenprogramme, in denen für Migranten typische Problemlagen besprochen werden, sollten in jedem Fall mit kulturell gemischten Gruppen kombiniert werden. Denn Migranten profitieren davon, mit Menschen in der gleichen Situation Aspekte des Lebens und der Fremde – die Anforderungen und die Chancen – zu besprechen. Frauengruppen, Männergruppen, Migrantengruppen wären Beispiele. Gruppenleiter haben hier die Aufgabe, gemeinsam mit den Teilnehmern nach guten Lösungen zu suchen und ein Voneinanderlernen zu fördern. Andererseits bieten Gruppen, an denen alle – Migranten und Nichtmigranten – teilnehmen, den Vorteil, dass Gemeinsames und Verbindendes sowie Aufgaben, die alle zu bewältigen haben, in den Mittelpunkt gerückt werden. Hier haben Gruppenleiter darauf zu achten, dass alle in gleicher Weise zu Wort kommen und eine Kultur des Respekts gepflegt wird. Fairerweise sollte nicht unerwähnt bleiben, dass Protagonisten der einen oder anderen Gruppenform die jeweiligen Vor- und Nachteile artikulieren.

> „Viele Migranten brauchen geschlossene Gruppen, um dort erst mal zu lernen, die eigenen Interessen angemessen zu vertreten."
>
> „In kulturell gemischten Gruppen ist das Risiko, dass eine Gruppe die andere dominiert, zu groß."
>
> „Kulturell einheitliche Gruppen, die ihre eigene Sprache pflegen, bilden nicht mehr zu kontrollierende Subkulturen aus."

Unserer Meinung nach weisen derartige Warnungen eher auf Risiken hin, zu deren Bewältigung am besten gemeinsame Lösungen gesucht werden sollten, ohne dass der jeweils andere Aspekt vernachlässigt werden sollte.

Vernetzung und Rückkopplung mit den Communities der Migranten und ihren Repräsentanten

Für kundenorientierte Dienste wird es zunehmend zu einer Selbstverständlichkeit, den Kontakt mit ihren Nutzern zu pflegen. In der interkulturellen Literatur wird hierzu von *Communities* gesprochen. In Ländern, in denen ein größerer Anteil der Minoritäten die entsprechende Staatsangehörigkeit hat, ist der Aufbau ethnisch-kultureller Interessengruppen schneller erfolgt. Über die letzten Jahrzehnte haben sich auch in den deutschsprachigen Ländern, vor allem in den Großstädten, viele Migrantengruppen organisiert, die sich über

Schlüsselpersonen artikulieren. Kulturvereine, Moschee- und Kirchengemeinden, Selbsthilfegruppen, Eltern- und Sportvereine wären Beispiele dafür.

Leitideen zur guten Vernetzung mit den Communities:

- aufsuchende Kontaktpflege, was die Schlüsselpersonen der Communities betrifft
- Förderung von Netzwerken
- Angebot von Informationsveranstaltungen
- Förderung von Selbsthilfegruppen
- Elternarbeit
- Bedürfnisse ermitteln.

Nationale und internationale Erfahrungen haben gezeigt, dass sich ein guter Kontakt zu diesen Schlüsselpersonen am ehesten durch ein proaktives Vorgehen erreichen lässt. Die Mehrzahl der Communities kennen das bestehende Serviceangebot unseres Landes nicht. Viele nutzen auch nicht die regionalen und nationalen Medien, die darüber aufklären. Gezielte Einladungen zu öffentlichen Veranstaltungen, gezielte Besuche der Schlüsselpersonn, Bekanntmachungen in den Migrantenpublikationen sind hierfür bewährte Beispiele.

Eine Suchthilfeeinrichtung wurde erst durch eine neue albanische Mitarbeiterin darauf aufmerksam, dass ihr unmittelbarer Nachbar eine türkische Moscheegemeinde ist. Dadurch neugierig geworden, ließ sich der Sozialarbeiter dieser Einrichtung einen Termin beim Vorstand geben. Man kam rasch ins Gespräch, dass Suchtfragen in der Gemeinde durchaus bestehen, dass viele Familien hilflos sind und dass nicht gerne darüber gesprochen wird. Bei einer Gegeneinladung beim Chefarzt der Einrichtung wurde vereinbart, dass eine Informationsveranstaltung angeboten werden soll. Die Gemeindevertreter rieten dazu, diese in den Räumen der Moschee durchzuführen – zuerst getrennt nach Geschlechtern. Da dieser Rahmen Vertrauen schaffte, war der Besuch gut. Es wurde türkischsprachiges Infomaterial verteilt. Im darauffolgenden Jahr wurde eine vergleichbare Veranstaltung in einem lokalen türkischsprachigen Werbejournal bekanntgemacht, und der Zuspruch war noch gewaltiger. Die Nachfrage nach ambulanter und stationärer Behandlung steigerte sich in den nächsten Jahren deutlich. Ein portugiesisch-brasilianischer Kulturverein hat davon erfahren und wünscht sich jetzt Vergleichbares.

Viele Kulturen sind deutlich stärker beziehungsorientiert als unsere. Persönliche Kontakte schaffen eher Vertrauen als ein professionelles Profil, welches mehr in Fachkreisen zählt. Multiplikatorenprogramme, wie das bekannte nationale MIMI-Projekt, haben diesen Ansatz systematisiert und setzen gezielt gutintegrierte Migranten ein, um die Türen zu den Communities zu öffnen. Erst wenn auf einem solchen Wege Vertrauen und Kooperation geschaffen wurden, können die spezifischen Bedürfnisse erfragt werden. Ein besserer Kontakt zu den Familien und Angehörigen rangiert da ganz oben. Die in Kapitel 5 beschriebenen Modelle bieten eine Reihe von Möglichkeiten, Familien gute Angebote zu machen.

Migrations- und minoritätenspezifische Personalentwicklung

Eine gezielte interkulturelle Personalentwicklung ist die vierte Säule zum Aufbau kultursensibler Dienste. Die Interessierten gilt es zu fördern – die Zögerlichen oder gar Ablehnenden gilt es zu fordern.

Leitideen interkultreller Personalentwicklung:
- Fort- und Weiterbildung zu relevanten Themen offerieren
- auf Migrationsarbeit ausgerichtete Intervision und Supervision ermöglichen
- die Förderung interkultureller Fachlichkeit als Leitungsaufgabe definieren
- Förderung des Austausches mit anderen Institutionen
- Überprüfung der Anwendung der neuen Methoden und Konzepte durch die Mitarbeiter.

Interkulturelle Arbeit ist einerseits faszinierend und anregend – andererseits aber auch anstrengend und aufreibend. Sie bereichert durch den Kontakt mit den verschiedenen Kulturen der Welt – verunsichert aber auch dadurch, dass Bewährtes oft nicht trägt. Sie bringt einen in Kontakt mit vielen verschiedenen Menschen, setzt einen aber auch häufiger Konflikten aus – sie betreffen kulturelle Fragen, die eigene Identität, die professionelle Rolle, die Werte und politische Programme. Mitarbeiter benötigen, um diese Aufgaben zu meistern, sowohl Hintergrund- wie auch Methodenwissen. Es gilt, *Qualifizierungen* in strukturierten Schulungen zu vermitteln, die den bewährten Mix von Input, Modellen und Üben anbieten.

Basistrainings zur interkulturellen Kompetenz

- Kulturelle Hintergründe der relevantesten Migrantenpopulationen:
  - Was erklärt die Unterschiedlichkeit verschiedener ethnischer Gruppen?
- Psychologische und soziale Dimension von Migration:
  - Wieso gelingt Integration so unterschiedlich?
- Überbrückung der Sprachbarriere und Gestaltung von Dolmetschsituationen:
  - Wie können wir die Verständigung verbessern?
- Kulturell beeinflusste Vorstellungen zu Fragen von Gesundheit und Krankheit – von guter oder schlechter Erziehung etc.:
  - Warum unterscheiden sich die Erwartungen an den Service?
- Kulturbedingtes Verständnis zu sozialen Rollen mit Schwerpunkt auf der Geschlechterrolle und den professionellen Rollen:
  - Wie können wir den professionellen Kontakt gestalten?
- Lösungsorientierte Gesprächsführung:
  - Wie machen wir das Beste aus der Situation?
- Konfliktmoderation:
  - Wie können wir interkulturelle und institutionelle Konflikte bewältigen?
- Netzwerkarbeit:
  - Wie gelingt uns ein guter Kontakt mit den Communities?
- Führungs- und Leitungskräfteschulung:
  - Wie muss interkulturelle Entwicklung gesteuert werden?

Sinnvoll sind Schulungen, die dieser Thematik den angemessenen Platz geben. Sie sollte nicht überbewertet werden, denn es gibt auch noch andere Themen zum Lernen. Sie sollte in einer Migrationsgesellschaft aber auch nicht unterbewertet werden. Solange diese Thematik in den Grundausbildungen der einzelnen Berufgruppen nicht vorausgesetzt werden können, bewähren sich Fortbildungs-Curricula, die sich über mehrere Jahre hinziehen können. Regelmäßigkeit ist hier sicher wichtiger als Häufigkeit. Freiwillige Veranstaltungen erhöhen die Motivation, Pflichtveranstaltungen verstärken die Breitenwirkung. Jede Einrichtung wird hier ihren eigenen Stil entwickeln müssen.

Im Absatz über die Organisationsentwicklung haben wir schon auf die große Verantwortung von Führung hingewiesen. Wichtig ist dabei, dass so weit wie möglich alle Hierarchieebenen einbezogen werden. Je besser das Management darauf achtet, dass auch die mittleren Führungsebenen ein Betriebsklima des kultursensiblen, kundenorientierten Service pflegt und weiterentwickelt, umso nachhaltiger wird diese Entwicklung sein.

Arbeitskultur

Eine Vermittlung der kulturellen Dimension psychosozialer Dienste entsprechend den hier skizzierten Ideen wird nur möglich sein, wenn eine dafür förderliche Lern- und Arbeitskultur geschaffen wird. Optimal geschieht dies dadurch, dass Leitung, Mitarbeiter und Gestalter der sozialpolitischen Rahmenbedingungen sich derart vernetzen, dass alle auf ihren unterschiedlichen Arbeitsebenen daran mitarbeiten, den Service für Menschen aus anderen Kulturen kontinuierlich zu verbessern. Da sich sowohl die gesellschaftlichen Bedingungen und die jeweiligen Fachgebiete als auch die beteiligten Personen, Mitarbeiter und Klienten kontinuierlich verändern, kann es nicht Ziel sein, bei Erreichen eines Qualitätsniveaus dort zu verharren. Wie in allen anderen gesellschaftlichen Bereichen auch, ist eher eine Kultur anzustreben, die am besten mit dem Schlagwort der *lernenden Organisation* beschrieben wurde. Es gilt, Feedbackschleifen einzuführen, die ein Lernen aus der Praxis ermöglichen, und Erfahrungen, die im Umgang mit den Klienten gesammelt werden, in der Gestaltung von Rahmenbedingungen umzusetzen. Es ist daher wichtig, Rahmenbedingungen zu fördern, die ihrerseits erfahrungsgestütztes Lernen fördern. Von besonderer Bedeutung ist dabei die Förderung persönlicher Kompetenzen, die es dem Einzelnen gestatten, sich in komplexen beruflichen und institutionellen Kontexten zu bewegen. In diesem Zusammenhang ist von *Systemkompetenz* die Rede. – Kulturelles Lernen geschieht primär, wie alles Lernen, im Austausch mit anderen. Deshalb sind der Aufbau interkultureller Teams und die Vernetzung mit anderen Einrichtungen so bedeutsam.

Zusammenfassung

Die in diesem Buch vorgestellten Konzepte und Ideen sind als Orientierung gedacht. Man könnte sie als Visionen betrachten. Aber wenn wir als lösungsorientierte Systemiker davon ausgehen, dass die Klienten Zukunftsperspektiven brauchen, um sich auf eine Veränderungsreise zu begeben, so braucht auch das professionelle Feld Perspektiven. Wir haben diese noch einmal in geraffter Form in Tafel 6 zusammengestellt. Diese Übersicht orientiert sich an den „Sonnenberger Leitlinien“ der *Deutschen Gesellschaft für Psychiatrie, Psychotherapie und Nervenheilkunde*. Wir haben uns erlaubt, sie an das beraterische und therapeutische Feld anzupassen.

1. Erleichterung des Zugangs zur psychosozialen und therapeutischen Regelversorgung durch Niederschwelligkeit, Kultursensibilität und Kulturkompetenz.
2. Bildung multikultureller Behandlerteams aus allen in den Diensten tätigen Berufsgruppen unter bevorzugter Einstellung von Mitarbeitern und Mitarbeiterinnen mit Migrationshintergrund und zusätzlicher Sprachkompetenz.
3. Organisation und Einsatz kulturell und psychologisch geschulter Fachdolmetscher und -dolmetscherinnen als zertifizierte Face-to-Face-Übersetzer und Kulturmediatoren oder als Telefondolmetscher und -dolmetscherinnen.
4. Kooperation der Dienste der Regelversorgung im gemeindeorientierten Verbund untereinander und mit Schlüsselpersonen der unterschiedlichen Migrantengruppen, -organisationen und -verbänden. Spezielle Beratungs- und Behandlungserfordernisse können Spezialeinrichtungen notwendig machen.
5. Beteiligung der Betroffenen und ihrer Angehörigen an der Planung und Ausgestaltung der versorgenden Institutionen.
6. Verbesserung der Informationen durch muttersprachliche Medien und Multiplikatoren über das regionale Versorgungsangebot.
7. Aus-, Fort- und Weiterbildung für in den Regeldiensten tätige Mitarbeiter und Mitarbeiterinnen unterschiedlicher Berufsgruppen zu interkulturellen Fachthemen unter Einschluss von Sprachfortbildungen.
8. Entwicklung und Umsetzung familienbasierter primär- und sekundärpräventiver Strategien für die seelische Gesundheit von Kindern und Jugendlichen aus Migrantenfamilien.
9. Unterstützung der Bildung von Selbsthilfegruppen mit oder ohne professionelle Begleitung.
10. Sicherung der Qualitätsstandards für die Begutachtung von Migranten im Straf-, Zivil- (Asyl-) und Sozialrecht.
11. Aufnahme der interkulturellen Fachthemen in die Curricula des Unterrichts für Studierende und Auszubildende.
12. Initiierung von Forschungsprojekten zu Fragen der interkulturellen Versorgung.

Tafel 6: Die zwölf Sonnenberger Leitlinien

9. Schlussfolgerungen

Die Ideen und Modelle in diesem Buch mögen vielen Lesern utopisch und fernab der Realitäten der Mehrzahl der psychosozialen Einrichtungen dieses Landes vorkommen. Die psychiatrischen und psychosozialen Dienste befinden sich in einem rasanten finanziellen und organisatorischen Umbauprozess, bei dem eine Vielzahl komplexer Anforderungen zu bewältigen sind, wobei interkulturelles Arbeiten nicht die höchste Priorität genießt. Auch wenn dies naheliegen mag, sollte diese Beobachtung jedoch nicht zur Resignation einladen. Die hier vorgestellten Ideen und Konzepte sind primär als Visionen gedacht, welche eine Richtung für zukünftige Entwicklungen beschreiben könnten. Es gilt, in jedem einzelnen Fall Nischen zu suchen und sie zur Sicherung und zum Ausbau der Qualität professioneller Arbeit zu nutzen und auszugestalten. Jede Institution bietet innerhalb solcher Nischen die Chance, kleine Schritte in Richtung multidimensionaler Trainingsmaßnahmen umzusetzen. Es kommt darauf an, Verbündete zu suchen, die in allen Berufsgruppen und auf allen Hierarchieebenen anzutreffen sind, und mit ihnen ein kleines Stück des Weges auf der oben beschriebenen Reise zu gehen.

Zum Schluss möchten wir an einen Gedanken erinnern, der uns auf dieser faszinierenden, wenn auch gelegentlich beschwerlichen Reise geholfen hat. *Interkulturelle Kompetenz bewährt sich in vielen Kontexten.* Auch wenn heute unter diesem Begriff Vielfaches verstanden wird, möchten wir ihn wie folgt präzisieren:

Interkulturelle Kompetenz ist ganz einfach die Fähigkeit, mit Menschen eines fremden kulturellen Hintergrundes kommunizieren zu können.

Dazu gehört:
- sich über den kulturellen Hintergrund anderer kundig machen zu können

- sich über den kulturellen Hintergrund des eigenen Handelns klarer zu werden
- sich der Relativität von Werten bewusst zu sein
- Stereotypen nicht zu erliegen
- sich verbal und nonverbal für beide Kulturen akzeptabel ausdrücken zu können
- mit Menschen unterschiedlicher Kulturen gemeinsame Realitäten und Lösungen finden zu können
- mit Dolmetschern arbeiten zu können.

Die Entwicklung dieser Fähigkeiten wird auch den Patienten, Klienten und ihren Familien der einheimischen Kultur zugutekommen, da, systemisch betrachtet, zunächst jedes Gegenüber, jede Familie als unbekannt anzusehen ist und es in der Kommunikation darum geht, sich mit den als anders, d. h. fremd vorauszusetzenden Regeln, Werten und Bedeutungen abzustimmen. Fritz B. Simon hebt hervor, dass die Tatsache, dass etwas als selbstverständlich angesehen wird, noch lange nicht heißt, dass wir es verstehen, sondern nur, dass wir es nicht in Frage stellen.

Die interkulturelle Brille aufzusetzen bedeutet also, die Dinge nicht als selbstverständlich, sondern als erklärungsbedürftig anzusehen und eine fragende, von engagierter Neutralität und Neugier getragene Haltung zu entwickeln, die es ermöglicht, Menschen und ihren Geschichten aus aller Welt zu begegnen.

Literaturhinweise

In den letzten Jahren ist in deutscher Sprache eine reichhaltige Literatur zur systemischen und zur interkulturellen Arbeit entstanden. In diesem Einführungsbuch haben wir auf Referenzen im Text verzichtet. Aber einige Leserinnen und Leser haben möglicherweise Lust auf mehr bekommen.

Dazu möchten wir hier zu ausgewählten Themenbereichen, die in diesem Buch angesprochen wurden, Empfehlungen zu weiterführender Literatur geben. Diese Zusammenstellung erhebt keinen Anspruch auf Vollständigkeit. Wir haben solche Bücher, Texte und Websites ausgewählt, die uns besonders gut gefallen.

Systemische Grundlagen

Cecchin, G. (1988): Zum gegenwärtigen Stand von Hypothetisieren, Zirkularität und Neutralität: Eine Einladung zur Neugier. *Familiendynamik* 13: 190–203.

Klein, R. u. A. Kannicht (2007): Einführung in die Praxis der systemischen Therapie und Beratung. Heidelberg (Carl-Auer). 2. Aufl. 2009.

Ludewig, K. (2005) :Einführung in die theoretischen Grundlagen der systemischen Therapie. Heidelberg (Carl-Auer). 2. Aufl. 2009.

Schiepek, G. (1999): Die Grundlagen der systemischen Therapie. Theorie – Praxis – Forschung. Göttingen (Vandenhoeck & Ruprecht).

Schlippe, A. von u. J. Schweizer (2003): Lehrbuch der systemischen Therapie und Beratung. Göttingen (Vandenhoeck & Ruprecht).

Simon, F. B. u. G. Weber (2004): Vom Navigieren beim Driften. Post aus der Werkstatt der systemischen Therapie. Heidelberg (Carl-Auer). 3. Aufl. 2009.

Tomm, K. (2004): Die Fragen des Beobachters – Schritte zu einer Kybernetik 2. Ordnung in der systemischen Therapie. Heidelberg (Carl-Auer). 5. Aufl. 2009.

Theorie des Konstruktivismus und Konstruktionismus

Foerster, H. von, E. von Glasersfeld, P. Hejl, S. Schmid u. P. Watzlawick (2002): Einführung in den Konstruktivismus. München (Piper).

Gergen, K. (2002): Konstruierte Wirklichkeiten – Eine Hinführung zum sozialen Konstruktionismus. Stuttgart (Kohlhammer).

Schulte, J. (1998): Wittgenstein – eine Einführung. Ditzingen (Reclam)
Simon, F. B. (2008): Einführung in Systemtheorie und Konstruktivismus. Heidelberg (Carl-Auer). 3. Aufl. 2008.

Systemische Methoden

Hildenbrand, B. (2007): Einführung in die Genogrammarbeit. Heidelberg (Carl-Auer). 2. Aufl.
Ludewig, K., K. Pflieger, U. Wilken u. G. Jacobskötter (1983): Entwicklung eines Verfahrens zur Darstellung von Familienbeziehungen: Das Familienbrett. *Familiendynamik* 8: 235–251.
McGoldrick, M. u. R. Gerson (1990): Genogramme in der Familienberatung. Stuttgart (Huber).
Oestereich, C. (2005): Das Familienbrett als Bühne – Systemisch-konstruktivistische Aufstellungen auf dem Skulpturenbrett. *Zeitschrift für Psychodrama und Soziometrie* 2: 311–323.
Rech-Simon, C. u. F. B. Simon (2003): Zirkuläres Fragen – Systemische Therapie in Fallbeispielen. Heidelberg (Carl-Auer). 8. Aufl. 2009.

Lösungsorientiertes Arbeiten

Bauer, C. u. T. Hegemann (2008): Ich schaffs! – Cool ans Ziel. Das lösungsorientierte Programm für die Arbeit mit Jugendlichen. Heidelberg (Carl-Auer).
de Shazer, S. u. Y. Dolan (2008): Mehr als ein Wunder – Lösungsfokussierte Kurztherapie heute. Heidelberg (Carl–Auer).
Furman, B. (2008a): Es ist nie zu spät, eine glückliche Kindheit zu haben. Dortmund (Modernes Lernen).
Furman, B. (2008b): Ich schaffs! – Spielerisch und praktisch Lösungen mit Kindern finden. Heidelberg (Carl–Auer). 3. Aufl.

Systemische Medizin und Psychiatrie

Beauftragte der Bundesregierung für Migration, Flüchtlinge und Integration (Hrsg.) (2006): Gesundheit und Integration – Ein Handbuch für Modelle guter Praxis. Berlin
Hegemann, T., E. Asen u. P. Tomson (2000): Familienmedizin für die Praxis – Ein Handbuch für Hausärzte. Stuttgart (Schattauer).
Kröger, F., A. Hendrischke u. S. H. McDaniel (2000): Die Familie und die Organisation der Gesundheit. Systemische Konzepte für ein soziales Gesundheitswesen. Heidelberg (Carl-Auer).

Machleidt, W., R. Salman u. I.T. Calliess (2006) (Hrsg.): Sonnenberger Leitlinien. Integration von Migranten in Psychiatrie und Psychotherapie. Erfahrungen und Konzepte in Deutschland und Europa. Reihe „Forum Migration, Integration, Gesundheit" Bd. 4. Berlin (Verlag für Wissenschaft und Bildung)

Oestereich, C. (2000): Seelische Störungen von Migranten – Herausforderungen an eine kulturelle Psychiatrie. In: T. Heise u. J. Schuler (Hrsg.): Transkulturelle Psychotherapie. (Das transkulturelle Psychoforum, Bd. 5.) Berlin (Wissenschaft und Bildung), S. 241–250.

Oestereich, C. (2001): Interkulturelle Psychotherapie in der Psychiatrie. Eine professionelle Herausforderung. In: T. Hegemann u. R. Salman (Hrsg.): Transkulturelle Psychiatrie: Konzepte für die Arbeit mit Menschen aus anderen Kulturen. Bonn (Psychiatrie), S. 151–165.

Oestereich, C. (2005): Nach dem Trauma: Nichts ist mehr wie zuvor! Wie können Traumata in die Lebenserzählung integriert werden? *Systeme* 1: 46–71.

Schweitzer, J., E. Nicolai, D. Engelbrecht u. D. Schmitz (2005): Systemische Akutpsychiatrie: Ein Werkstattbericht. In: U. Streek u. W. Senf (Hrsg.): PID – Psychotherapie im Dialog. Stuttgart/New York (Thieme).

Sydow, K. von, S. Beher, R. Retzlaff u. J. Schweitzer (2007): Die Wirksamkeit der systemischen Therapie/Familientherapie. Göttingen (Hogrefe).

Systemische Sozialarbeit und Jugendhilfe

Ritscher, W. (2005): Systemische Kinder- und Jugendhilfe – Anregungen für die Praxis. Heidelberg (Carl-Auer).

Ritscher, W. (2007): Soziale Arbeit: systemisch. Ein Konzept und seine Anwendung. Göttingen (Vandenhoeck & Ruprecht).

Kultur und Kulturverständnis

De Jong, J. (2001): Klassifizieren oder nuancieren? Psychodiagnostik mit Hilfe von DSM und ICD. In: T. Hegemann u. R. Salman (Hrsg.): Transkulturelle Psychiatrie – Konzepte für die Arbeit mit Menschen aus anderen Kulturen. Bonn (Psychiatrie), S. 130–151.

Hegemann, T. u. R. Salman (Hrsg.) (2001): Transkulturelle Psychiatrie – Konzepte für die Arbeit mit Menschen aus anderen Kulturen. Bonn (Psychiatrie).

Lakoff, G. u. M. Johnson (2000): Leben in Metaphern. Gebrauch und Konstruktion von Sprachbildern. Heidelberg (Carl-Auer). 6. Aufl. 2008.

Machleidt, W. (2002): Die 12 Sonnenberger Leitlinien zur psychiatrischen Versorgung von Migranten in Deutschland. *Nervenarzt* 73: 1208–1212.

Radice von Wogau, J., H. Eimmermacher u. A. Lanfranchi (Hrsg.) (2004): Therapie und Beratung von Migranten – Systemisch-interkulturell denken und handeln. Weinheim (Beltz).

Schlippe, A. von, M. El Haschimi u. G. Jürgens (2003): Multikulturelle systemische Praxis. Heidelberg (Carl-Auer). 3. Aufl. 2008.

Sluzki, C. (2001): Psychologische Phasen der Migration und ihre Auswirkungen. In: T. Hegemann u. R. Salman (Hrsg.): Transkulturelle Psychiatrie – Konzepte für die Arbeit mit Menschen aus anderen Kulturen. Bonn (Psychiatrie)

Internationale Literatur zur Kultur

Falicov, C. (1995): Training to Think Culturally: A Multidimensional Comparative Framework. *Family Process* 32: #Seitenzahlen#

Ingold, T. (1986): Evolution and Social Life. Cambridge (Cambridge University Press).

Kareem, J. a. R. Littlewood (eds.) (1992): Intercultural Therapy. Themes, Interpretations, and Practice. London (Blackwell).

Kleinman, A. (2005): Rethinking Psychiatry – From Cultural Category to Personal Experience. New York (The Free Press).

Krause, I.-B. (1998): Therapy Across Culture. London (Sage).

Littlewood, R. a. M. Lipsedge (1997): Aliens and Alienists: Ethnic Minorities and Psychiatry. London (Routledge).

Interkulturelle Pflege

Domenig, D. (2001): Professionelle Transkulturelle Pflege. Bern (Hans Huber).

Soziologie der Migration nach Deutschland

Bade, K., P. C. Emmer, L. Lucassen u. J. Oltmer (2007): Enzyklopädie Migration in Europa: Vom 17. Jahrhundert bis zur Gegenwart. Paderborn (Schöningh).

Bommes, M. u. M. Krüger-Potratz (2008): Migrationsreport 2008 – Fakten, Analysen, Perspektiven. Frankfurt a. M. (Campus).

7. Bericht der Beauftragten der Bundesregierung für Migration, Flüchtlinge und Integration [Staatsministerin Maria Böhmer] über die Lage der Ausländerinnen und Ausländer in Deutschland (2007). Verfügbar

unter: www.bundesregierung.de/nn_56708/Content/DE/Publikation/IB/7-auslaenderbericht.html [9.12.2008].

Ausländerrecht

Hailbronner, K. (2008): Asyl- und Ausländerrecht. Stuttgart (Kohlhammer).

Heinhold, H. (2007): Ausländerrecht 2008. Karlsruhe (von Loeper).

Nationaler Integrationsplan der Deutschen Bundesregierung (2007). Verfügbar unter: https://ssl.bmj.de/enid/6cf08ec5ca611cfcf04a645194431589,0/Themen/Nationaler_Integrationsplan_1d9.html [9.12.2008].

Zenker, H.-J. (2000): Instrumentalisierung von Psychotherapie und Medizin im Rahmen des Ausländerrechts. In: Bundesweite Arbeitsgemeinschaft der Psychosozialen Zentren für Flüchtlinge und Folteropfer (BAFF) (Hrsg.): Mit Leib und Seele. Lebensbedingungen und Behandlung traumatisierter Flüchtlinge. (Dokumentation der Fachtagung in Bremen, Oktober 2000.) Sankt Augustin (DIM-Net e.V).

Dolmetschen

Oestereich, C. (2002): „Verstehen Sie?“ – Sprache, Handeln und Begreifen in interkultureller Therapie und Beratung. In: G. Kruse u. S. Gunkel (Hrsg.): Sprache und Handeln – Was bewirkt die Wirklichkeit? Hannover (Hannoversche Ärzte-Verlags-Union), S. 155–179.

Salman, R. (2007): Gemeindedolmetscherdienste als Beitrag zur Integration von Migranten in das regionale Sozial- und Gesundheitswesen – Das Modell des Ethno-Medizinischen Zentrums in Hannover. In: 7. Bericht der Beauftragten der Bundesregierung für Migration, Flüchtlinge und Integration [Staatsministerin Maria Böhmer] über die Lage der Ausländerinnen und Ausländer in Deutschland (2007). Verfügbar unter: www.bundesregierung.de/nn_56708/Content/DE/Publikation/IB/7-auslaenderbericht.html [9.12.2008].

Organisationsentwicklung

Dahinden, J., C. Delli u. W. Grisenti (2005): Nationale Machbarkeitsstudie Projektmodell „Migration und Sucht“; Neuchatel (Swiss Forum for Migration and Population Studies)

Fischer, M. u. P. Graf (2000): Coaching – Ein Fernworkshop. Augsburg (Ziel).

Hegemann, T. (2008): Interkulturelle Öffnung. *Sozialwirtschaft aktuell* 15/16: S. 2–4

Kriz, W. (2000) Lernziel: Systemkompetenz – Planspiele als Trainingsmethode. Göttingen (Vandenhoeck & Ruprecht).

Salman, R. u. T. Hegemann (2008): Zugangsbarrieren überwinden – Integrationsförderung durch Schulungsprogramme für Management und Personal. *Weiterbildung* 3: 32–35

Senge, P. (1999): Die fünfte Disziplin – Kunst und Praxis der lernenden Organisation. Stuttgart (Klett-Cotta).

Schröer, H. u. S. Handschuck (Hrsg.) (2003): Offen für Qualität – Interkulturell orientiertes Qualitätsmanagement in Einrichtungen der Migrationssozialarbeit. München (Landeshauptstadt, Sozialreferat).

Belletristik

Frisch, Max (1964): Mein Name sei Gantenbein. Frankfurt a. M. (Suhrkamp).

Le Guin, Ursula K. (2000): Die linke Hand der Dunkelheit. (Aus dem Englischen von Gisela Stege.) München (Heyne).

Moberg, Vilhelm (1982–1990): Der Roman von den Auswanderern – Eine schwedische Chronik. Bd. 1–4. Frankfurt a. M./Wien (Büchergilde Gutenberg).

Ommer, Uwe (2000): 1000 Families – Das Familienalbum des Planeten Erde/The Family Album of Planet Earth/L`album de famille de la planète Terre. (UNICEF.) Köln (Taschen).

Nützliche Adressen

Gemeindebasierter Dolmetscherservice in Deutschland:

www.ethno-medizinisches-zentrum.de; www.bayzent.de.[9.12.2008]

Infomaterialien in fremden Sprachen

www.ethno-medizinisches-zentrum.de [9.12.2008].

Multiplikatorenarbeit

MIMI: www.bkk-promig.de [9.12.2008].

Über die Autoren

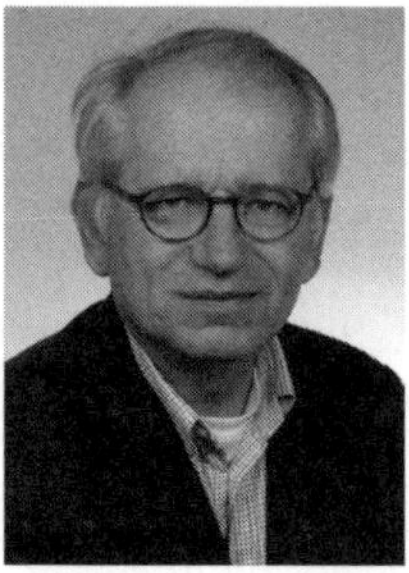

Thomas Hegemann, Dr. med., war als Arzt in Deutschland, Ghana und England in Kinderkliniken und -psychiatrien tätig. Später leitete er eine Kinder- und Jugendpsychiatrie. Heute ist er Vorstand von ISTOB – Institut für systemische Therapie und Organisationsberatung in München. Seine aktuellen Schwerpunktthemen sind: interkulturelle Kompetenztrainings, Entwicklung kundenorientierter Servicedienste, systemische Personalentwicklung und Führungskräftecoaching.

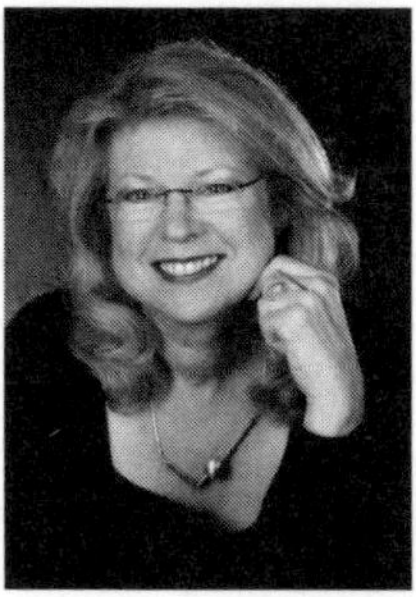

Cornelia Oestereich, Dr. med., Psychiaterin, Psychotherapeutin, Familientherapeutin. Ärztliche Leiterin einer psychiatrischen Klinik mit Fachabteilungen für Allgemeinpsychiatrie und Psychotherapie, Suchterkrankungen, Gerontopsychiatrie sowie Kinder- und Jugendlichenpsychiatrie und -psychotherapie. Lehrtherapeutin (SG) und Lehrende Supervisorin (SG) am Niedersächsischen Institut für Systemische Therapie und Beratung Hannover e.V.; Vorsitzende der Systemischen Gesellschaft (SG) Deutscher Verband für Systemische Forschung, Therapie, Supervision und Beratung e.V.